Nicole Reese
Mirja Winkelmann

abschalten
locker machen
relaxen

YIN YOGA

Super
Sessions für
die Seele

yeah

Nicole Reese
Mirja Winkelmann

Super
Sessions für die Seele

Ängste verscheuchen
Wut bezähmen
Freude freilassen
Grübeleien stoppen
Mut stärken

YIN YOGA

abschalten
locker machen
relaxen

yeah

lass

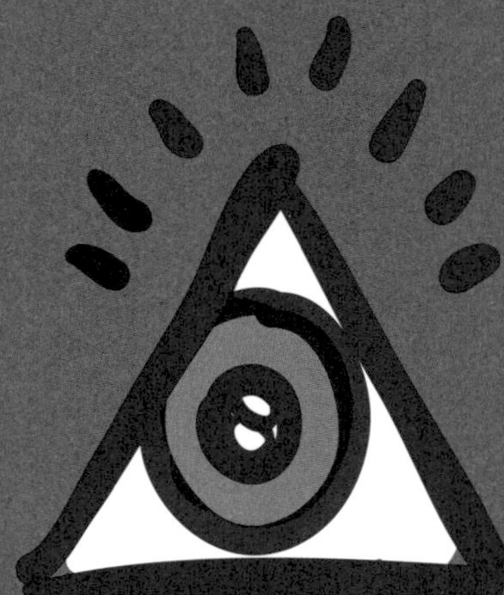

los

Inhalt

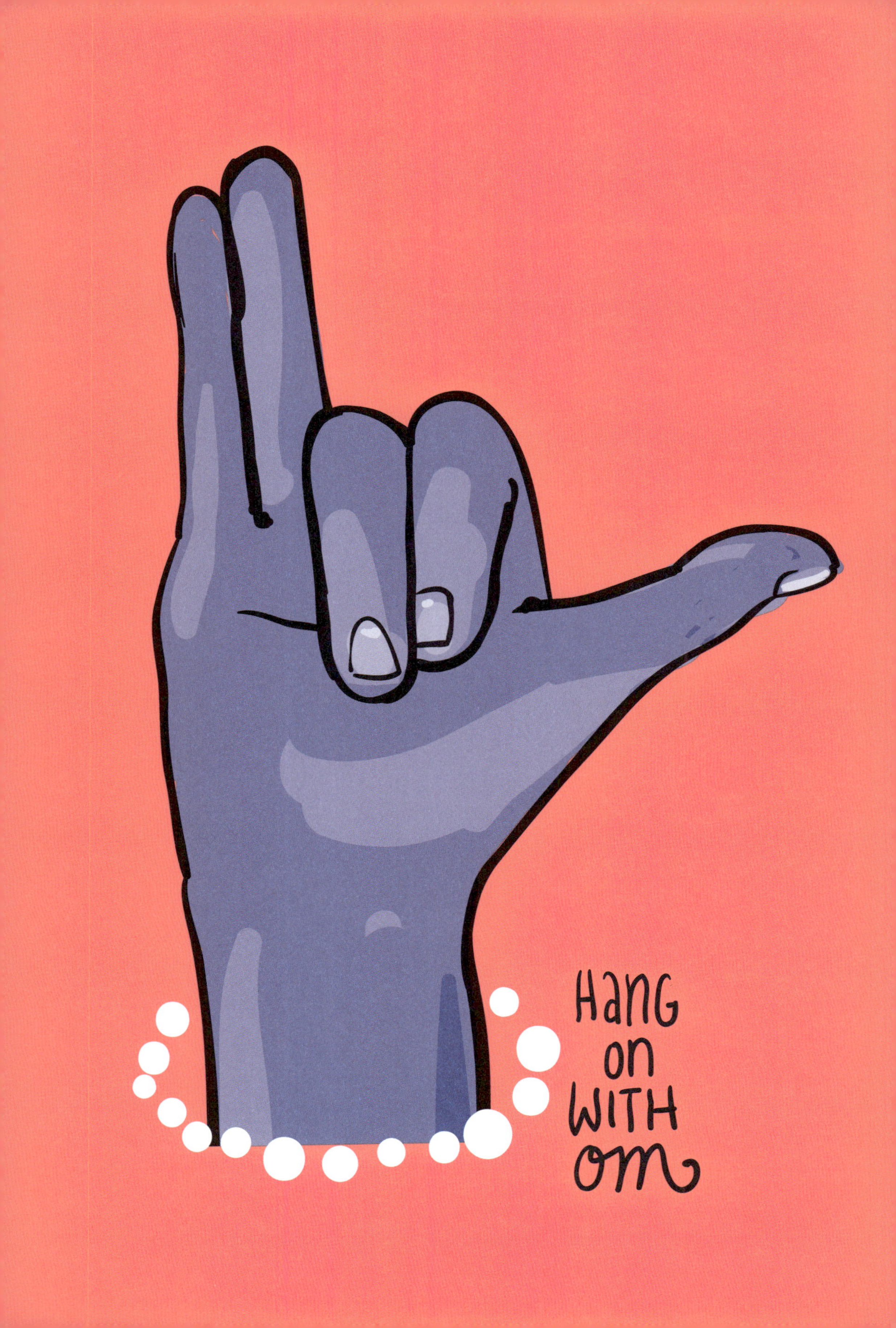
HANG
ON
WITH
OM

Inhalt

EINLEITUNG

Mega Meridiane und fancy Faszien

Abschalten, locker machen, relaxen.
Mit Yin Yoga ins emotionale Gleichgewicht

Mega Meridiane und fancy Faszien

Laut sein, um leise zu werden. Angst, Wut, Freude: Gefühle bestimmen unser Handeln, unser Wohlbefinden, unser Sein. Gerät unsere Gefühlswelt ins Chaos, macht sich das auf vielerlei Weise bemerkbar. Sei es die Angst, die dir den Atem raubt, dich die Schultern hochziehen lässt, oder wilde Wut, die in dir hochkocht und deinen Blick vernebelt. Gefühle sind auch immer körperlich spürbar.

Yin Yoga, ein sehr ruhiger und leiser Yogastil, bringt Körper, Kopf und Herz wieder ins Gleichgewicht, und zwar auf mehreren Ebenen: auf körperlicher, mentaler und emotionaler. Es geht ums Loslassen, lang machen und still werden. Über die lang gehaltenen, passiven Übungen wird das fasziale Gewebe angesprochen, wodurch der Körper flexibler und geschmeidiger wird. Auch energetisch haben die Yin-Haltungen einiges drauf: Sie sprechen die Meridiane an, sodass unser Chi, unsere Lebensenergie, im Yoga als Prana bekannt, ausgeglichen wird, was sich positiv auf deine Gefühle und deine Stimmung auswirkt. Dieser ruhige Yogastil, der die indische Lehre mit der traditionellen chinesischen Medizin (TCM) verknüpft, wurde vor allem durch Paul Grilley bekannt, aber auch Sarah Powers und Bernie Clark spielen bei der Entwicklung des Yin Yoga eine wichtige Rolle.

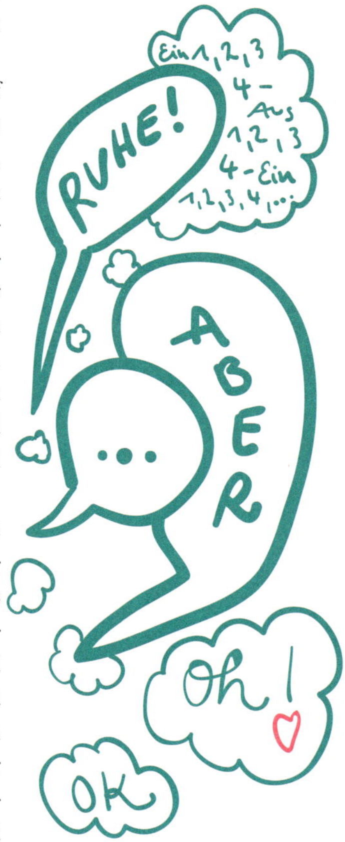

Ganz nebenbei entknoten sich durch das lange Verharren in den Asanas, so heißen die Yogaübungen auf Sanskrit, und die daraus resultierende Stille auch deine Gedanken. Häufig sind sie anfangs allerdings besonders laut zu hören, da die Ablenkung von außen wegfällt. Dranbleiben lohnt sich aber. Du findest mit der Zeit immer mehr Abstand zum alltäglichen Getöse, sodass sich dein Nervensystem und dein Geist entspannen. Der Wirbel und das Chaos deiner Gedanken beruhigen sich. Und falls nicht, verändert sich dein Umgang damit: Du lernst, dir anzugucken, was los ist, statt direkt darauf zu reagieren. Deine Konzentration, dein Aufnahmevermögen verbessern sich. Klingt gut und ist gut. Versprochen!

Jeder Yin-Yoga-Sequenz ist eine Emotion vorangestellt, die durch die Übungen und Atemtechniken wieder in Balance gebracht werden kann. Mit dabei ist auch immer ein Organpaar, das nach der Fünf-Elemente-Lehre der chinesischen Medizin mit diesem Gefühl gekoppelt ist und auf energetischer Ebene über die dazugehörigen Meridiane für Ausgewogenheit sorgt.

DIE ORGANPAARE AUF BASIS DER FÜNF-ELEMENTE-LEHRE

	Session 1	Session 2	Session 3	Session 4	Session 5
	Verscheucht Ängste	**Bezähmt Wut**	**Schenkt Freude**	**Stoppt Grübeleien**	**Stärkt Mut**
Organpaar	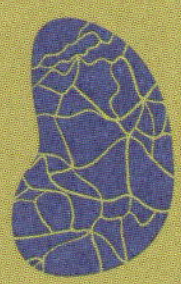	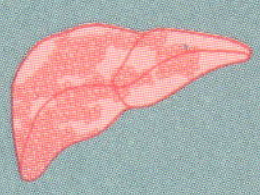	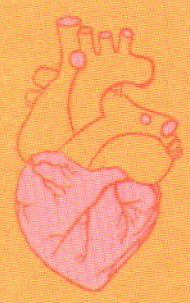	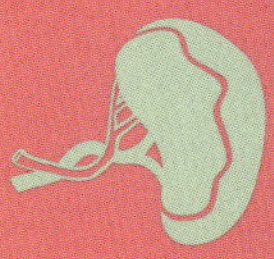	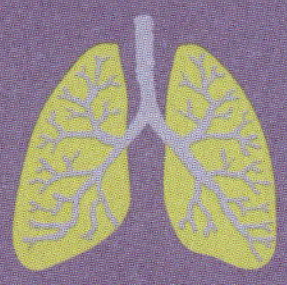
Yin **Yang**	**Niere** **Blase**	**Leber** **Gallenblase**	**Herz** **Dünndarm**	**Milz** **Magen**	**Lunge** **Dickdarm**
Emotion (positiv)	Weisheit, Intuition, innere Kraft	Mitgefühl, Entschei-dungskraft	Freude, Liebe, Lebensfreude	Balance, Geborgenheit	Innere Freiheit, Mut, geistige Klarheit
Emotion (negativ)	Angst	Wut, Ärger	Hektik, Neid, Hass	Sorgen, Grübeleien	Trauer, Kummer
Element	Wasser	Holz	Feuer	Erde	Metall
Jahreszeit	Winter	Frühling	Sommer	Spätsommer	Herbst
Aufgabe	Urogenital-system	Energiefluss im Körper	Herzschlag, Blutsystem	Verdauung, verteilt das Nahrungs-Chi	Atmung, bildet das Abwehr-Chi
Funktion	Stärkt die Nerven und das Durchhal-tevermögen	Hilft Visionen umzusetzen, das eigene Potenzial zu entfalten	Fördert emotionale und mentale Klarheit	Nährt, erdet, sorgt für Harmonie und Ausgegli-chenheit	Schärft den Blick fürs Wesentliche und macht unabhängiger
Körper-bereiche	Körper-rückseite, unterer Rücken	Körperseiten, Hüften, Oberschenkel-außenseiten	Hände, Handgelenke, Brustkorb, Schulterbätter	Körpervorder-seite, Leisten, Oberschenkel-vorderseiten	Schultern, Arme, oberer Rücken, Brustkorb

Mega Meridiane

Meridiane sind unsichtbare Leitbahnen, die in unterschiedlichen Zweigen durch den Körper verlaufen und unser Chi, unsere Energie, im Körper verteilen. Ein Energie-Streckennetz sozusagen. Chi kann unter anderem über die Nahrung und deine Atmung aufgenommen werden. Hinzu kommt noch die Energie, die bereits in dir steckt, wenn du geboren wirst. Wie das Jing, deine Lebensessenz, die in den Nieren verortet ist. Es gibt zwölf Hauptmeridiane, die jeweils einem Organpaar zugeordnet werden und symmetrisch auf der linken und rechten Körperseite verlaufen. Wir beschränken uns bei den Übungen auf zehn Meridiane, da zwei, Perikard und Dreifacher Erwärmer, dem Herzmeridian zuzurechnen sind. Die Organe werden in ihrer Funktion als Yin-und-Yang-Organe eingeteilt, wobei jedes Paar immer aus einem Yin- und einem Yang-Meridian besteht. Die Yin-Energie fließt von den Füßen nach oben, die Yang-Energie von den Fingern zum Rumpf oder hinunter bis zu den Zehen.

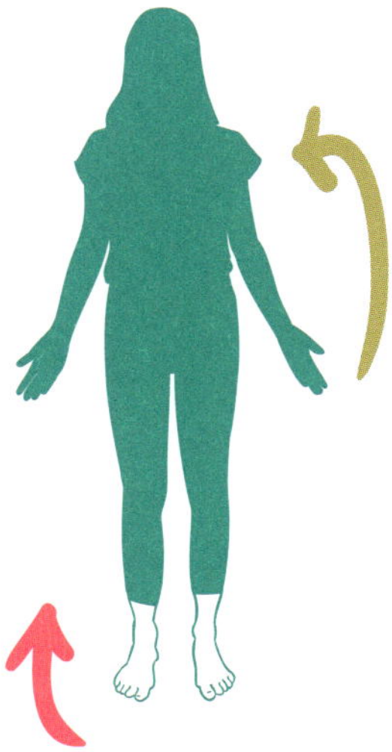

Die **Yin-Energie** der Meridiane fließt von den Füßen nach oben.

Die **Yang-Energie** fließt von den Fingern zum Rumpf oder hinunter bis zu den Zehen.

Was haben Gefühle mit Organen zu tun? Ausgehend von der Fünf-Elemente-Lehre der traditionellen chinesischen Medizin (TCM) gibt es fünf sogenannte Wandelphasen, die Elemente, die jeweils mit einem Organpaar verbunden sind. Den Organen werden dabei gewisse Qualitäten und Emotionen zugesprochen, die über die zugehörigen Meridiane stimuliert werden können. Emotionen werden dabei weniger als gut oder schlecht formuliert, sondern eher in ihrer energetischen Auswirkung verstanden. Stagnation, Überschuss oder Mangel können zu Störungen auf körperlicher, mentaler und emotionaler Ebene führen.

Es funktioniert aber auch andersrum: Extreme Emotionen können im Umkehrschluss auch die Organe auf Dauer schädigen. Ein blockierter Energiefluss bringt vor allem die negativen Aspekte und Qualitäten hervor, ein harmonischer hingegen die positiven. Die Meridiane sind in verschiedenen Kreisläufen miteinander verbunden, um so die Ausgewogenheit und Harmonie auf allen Ebenen zu gewährleisten. Da die Meridiane sehr verzweigt und dicht nebeneinander verlaufen, wirken zahlreiche Haltungen auf mehrere Organpaare gleichzeitig.

Hier kommt Yin Yoga ins Spiel: Über das lange Verharren in den Haltungen wird der Energiefluss unterbrochen, so dass sich das Chi ins Bindegewebe zurückzieht, wo es sich sammelt. In dem Moment, wo du die Haltung auflöst, schießt die angestaute Energie zurück und sorgt für extra Bewegung im Gewebe. Besonders deutlich ist das nach den Haltungen wahrzunehmen. Entsprechend lohnt es sich, die Yin-Yoga-Haltungen achtsam und sanft aufzulösen und in Rücken- oder Bauchlage nachzuspüren, um dem Gewebe ausreichend Zeit zu geben, sich neu zu sortieren.

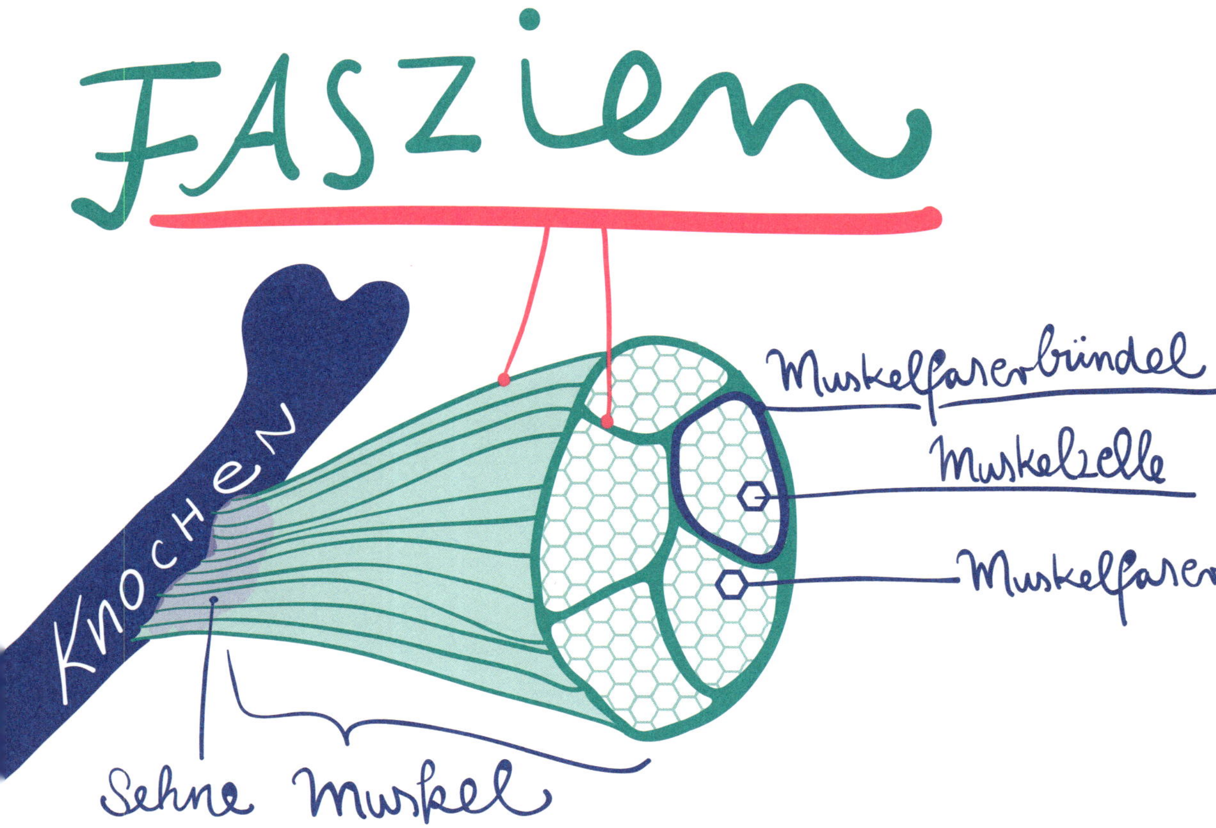

Fancy Faszien

Faszien verdienen all den Ruhm und die Ehre, die ihnen bereits zuteilwerden, sind sie doch für die Geschmeidigkeit und Beweglichkeit unseres Körpers essenziell. Sie bestehen in erster Linie aus Wasser und Kollagen und können hauchdünn wie zarte Wassertropfen oder fest wie millimeterdicke Sehnen sein. Sie geben unserem Körper seine Form, durchziehen ihn wie ein dreidimensionales Netz, umhüllen und verbinden Muskeln, Sehnen, Bänder und Nerven miteinander. Sie halten uns aufrecht, sind durchsetzt mit Nervenenden und für unsere Beweglichkeit verantwortlich. Im Gegensatz zur Muskulatur, die, ähnlich einem Gummiband, recht schnell auf Dehnung und Aktivierung reagiert, ist das fasziale Gewebe etwas widerspenstiger und wesentlich fester, sodass es mehr Zeit braucht, um nachzugeben und um seine Ursprungslänge wieder zu erhalten. Es reagiert auf Druck, Dehnung (Zugspannung) und Drehungen, was wir uns im Yin Yoga über das lange passive Halten der Asanas zunutze machen. Vor allem das myofasziale Gewebe, das in mehreren Schichten in einer Art Faszientasche die

Muskulatur umhüllt, wirkt wie eine Sprungfeder für die Muskeln. Abgesehen vom hingebungsvollen, langen Verharren in den Haltungen liebt das fasziale Gewebe elastische Bewegung wie sanftes Federn oder Hüpfen. Auch die klassischen dynamischen Yoga-Asanas sprechen häufig besonders die verschiedenen Faszienketten an.

Keine oder auch einseitige Bewegung, Stress und falsche Ernährung können zu Verklebungen im faszialen Gewebe führen. So ziehen sich die faszialen Strukturen unter Stress zusammen. Fehlt Bewegung, vertrocknen sie, werden spröde und wesentlich anfälliger für Verletzungen. Mit den Yin-Yoga-Haltungen wirken wir diesen Verklebungen und strukturellen Verkürzungen entgegen. Der Feuchtigkeitsgehalt im Gewebe wird angeregt, der Wasserhaushalt neu organisiert, Giftstoffe können besser abtransportiert werden. Der Körper ist wesentlich flexibler und geschmeidiger. Auch die Fixierung und Kompression von Gelenken kann über die Yin-Haltungen reduziert werden. Da alles im Körper miteinander über die Faszien verbunden ist, hat jede Verletzung, Bewegung, Dehnung und auch Stress Auswirkung auf den gesamten Körper. Entspannt in die Haltungen sinken lohnt sich also wirklich auf allen Ebenen. Das Thema Faszien ist unglaublich umfangreich und superspannend. Wer darüber mehr wissen möchte, findet in unserer Literaturliste Tipps zum Weiterlesen.

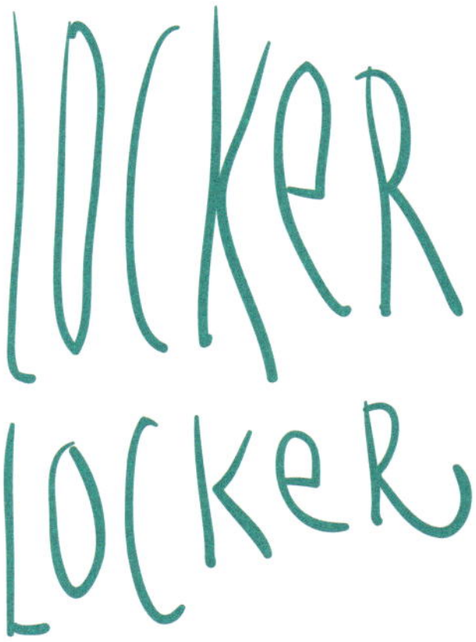

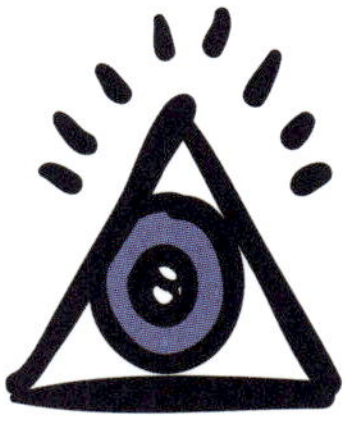

Die Yin-Yoga-Praxis

Yin Yoga ist eine ruhige und sanfte Praxis. Für die meisten Übungen liegst oder sitzt du, sodass du wenig bis keine Kraft zur Ausführung benötigst. Um die tiefer liegenden Faszienschichten zu erreichen, hältst du die einzelnen Positionen zwischen drei und fünf Minuten lang, wobei du versuchst, deine Muskulatur möglichst zu entspannen. Das klingt leichter, als es ist, und klappt natürlich in manchen Asana besser als in anderen. Wenn du gerade erst mit Yin Yoga beginnst, können auch bereits ein bis zwei Minuten pro Haltung ausreichen. Die Intensität der Übungen stellt sich in erster Linie über die Dauer ein, die du in einer Haltung verharrst. Bisweilen kann sich der Körper währenddessen recht fragil anfühlen. Das ist in Ordnung, solange es sich um einen eher flächigen Bereich handelt, der über den Zug oder Druck der jeweiligen Haltung angesprochen wird. Sobald du Schmerzen spürst, löse bitte die Haltung auf.

Wichtig ist, dass du langsam in die Position hineingehst. Du sinkst passiv, ohne große Muskelanspannung, in die Haltungen. Nimm wahr, ob und wie sich mit der Zeit anfängliche Widerstände auflösen oder ob sich neue Ecken und Kanten zeigen, die das Loslassen stoppen. Gehe nicht über deine Grenzen, aber lote sie sanft und achtsam aus.

Versuche still zu werden, statt rumzuzappeln. Das heißt nicht, dass du dich nicht bewegen darfst oder fest und starr wirst. Verändere die Haltung, wenn du merkst, dass es zwickt und irgendwie nicht richtig passt. Manchmal reicht ein anderer Winkel im Knie, eine Decke unterm Po oder ein Kissen unter deinem Kopf, um in der Haltung bleiben zu können. Gelegentlich ist es auch ein tiefer Seufzer, der die Spannung auflöst und deinem Körper signalisiert, dass er jetzt loslassen kann, sodass du in die Position hineinschmelzen kannst. Gehe nicht bis zum Maximum deiner Beweglichkeit, sondern nur so weit, bis du einen sanften Zug oder einen leichten Druck in den jeweiligen Bereichen spürst. Unterstütze dich dabei mit Bolstern, Decken oder Blöcken.

Beobachte dich: Welche Körperempfindungen nimmst du wahr, welche Gedanken tauchen auf, welche Emotionen steigen an die Oberfläche? Du musst auf nichts reagieren, nichts analysieren. Begrüße freundlich alles, was an Stimmungen und Befindlichkeiten auftaucht, ohne es zu bewerten, auch Langeweile, Ungeduld, Gereiztheit. Wie angestrengt bist du, wie ehrgeizig? Welche Erwartungen, welchen Anspruch hast du an dich und an die Yogahaltungen? Vielleicht verlangst du von deinem Körper zu viel in der Haltung, sinkst zu tief hinein. Tritt einen Schritt zurück, nimm jeglichen Ehrgeiz, jeden Leistungsanspruch aus der Haltung raus, sodass die Stille Platz finden kann. Du musst dir nichts beweisen. Gib Kontrolle ab, überlass das Ruder deinem Körper und akzeptiere den Moment, so wie er ist. Dein Atem fließt derweil easy und ohne jegliche Anspannung durch die Nase.

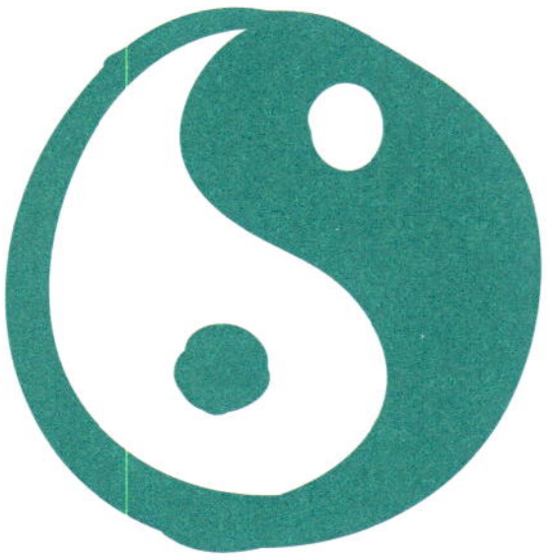

Yin-und-Yang-Zeichen ist auch sehr beliebt als Tattoo oder Autoaufkleber in den 90ern.

Yin Yoga ist eine ergänzende Praxis, die vor allem einen sehr aktiven Lebensstil ausgleicht oder in Phasen großer Erschöpfung und Anstrengung als alleinige Praxis extrem unterstützend wirken kann. Wie im taoistischen Yin-Yang-Zeichen, wo beide Bereiche jeweils einen Aspekt des anderen als Punkt in sich tragen und erst zusammen ein Ganzes ergeben, ist es die Balance zwischen beiden Anteilen, die zu Harmonie führt. Das gilt auch für die Yogapraxis. Sei dir selbst dabei der beste Lehrer. Du weißt und spürst am besten, wie sich die Haltungen anfühlen, wie dein Körper, dein Geist und auch deine Stimmung darauf reagieren. Bleib neugierig und erkunde die Position jedes Mal neu. Versuche deine Aufmerksamkeit vom Kopf in den Körper zu lenken und zu spüren, wie sich die Haltungen verändern und sich so auch Geist und Seele entspannen. Du hast immer die Wahl, neu zu entscheiden, wie tief du hineinsinkst.

Was sonst noch wichtig ist: Jeder Körper, jeder Knochenbau ist anders. Passe bitte jede Haltung an deinen Körper, deine Tagesform und deine derzeitige Lebensphase an, nicht umgekehrt. Bei Vorbeugen ist es besonders wichtig, dass du nicht mit deinem unteren Rücken hinter die Sitzhöcker rutschst, sondern dich aus der Hüfte heraus nach vorn beugst, bevor dein Oberkörper nach vorn sinkt. Fällt dir das schwer, unterstütze dich durch eine Decke unterm Po, beuge deine Knie oder lege eine gerollte Decke oder schiebe deine Arme unter die Kniekehlen. Im Yin Yoga wird der obere Rücken in Vorbeugen oft gerundet, sodass sich die rückseitige Faszienkette passiv aufspannt. Unterstütze deinen Kopf und Oberkörper mit einem Bolster, falls der Zug zu intensiv wird, oder verkürze die Dauer, die du in der Position bleibst. Finde erst Länge im Rücken, auch wenn das für dich bedeutet, dass du fast aufrecht sitzen bleibst. Es ist nicht entscheidend, wie die Position aussieht, sondern wie sie sich für dich anfühlt. Gleiches gilt auch, wenn du deinen Kopf in den Haltungen hängen lässt. Unterstützung ist auch hier über Decken, Blöcke, Bolster angesagt.

Atmen nicht vergessen

Im Yin Yoga atmest du entspannt durch die Nase. Beobachte, wie sich deine Atmung während und durch die Haltungen verändert, wie sie vielleicht länger, tiefer und ruhiger wird. Indem du deine Aufmerksamkeit auf deinen Atem richtest, kannst du dich immer wieder im Moment verankern, im Jetzt. Das ist besonders hilfreich, wenn dein Geist wild hin und her springt oder du dir gerade viele Sorgen machst. Die im Buch aufgeführten Atemtechniken kannst du als Einstieg in die Yogapraxis praktizieren oder immer dann, wenn du spürst, dass sie dir besonders guttun. Starte am besten vor jeder Sequenz mit ein paar Minuten in Stille: Setze dich mit gekreuzten Beinen auf deine Matte, schließe die Augen und nimm deinen Atem wahr. Wo spürst du ihn: im Bauchraum oder eher im Brustkorb? Atmest du tief, flach oder irgendwie dazwischen? Über einen tiefen, entspannten Atem beruhigst du deine Gedanken. Vor allem eine verlängerte Ausatmung baut Stress und Spannung ab und hilft beim Loslassen. Auch ein paarmal laut durch den Mund auszuatmen hilft dabei.

Bestes Beispiel ist die Löwenatmung (Seite 98), die zwar alles andere als leise und still ist, dich aber nichtsdestotrotz dabei unterstützt, allen

Ärger und alles, was dich nervt, von dir abfallen zu lassen. Bereits nach ein paar Runden kehren deine Energie und Kraft zurück. Wenn du wie ein Löwe brüllst und mit den Augen rollst, kannst du gar nicht anders, als dich und alles andere weniger ernst und wichtig zu nehmen. Über sich selbst zu lachen, ist per se hilfreich, besonders wenn der Geist gerade ganz knittrig und eng ist. Auch wenn es gerade dann besonders schwerfällt – es lohnt sich. Auch wenn du das Gefühl hast festzustecken, ist die Löwenatmung oder auch die Schüttelübung (Seite 48) bestens geeignet, um Bewegung in dich und in dein Denken zu bringen. Danach fällt es wesentlich leichter, still zu werden.

Yin around the Clock

Du kannst Yin Yoga zu jeder Tageszeit praktizieren, je nachdem, wie es für dich in deinen Tag passt. Morgens ist dein Körper oft etwas steifer und widerspenstiger – berücksichtige das, wenn du in die Haltungen hineingehst. Du kannst deiner morgendlichen Yin-Session auch eine aktive Yogapraxis folgen lassen, beispielsweise ein paar Sonnengrüße, falls du damit vertraut bist. Abends oder generell an wilden, vollgepackten Tagen ist die Yin-Praxis ideal, um abzuschalten und den Kopf zu entspannen. Grundsätzlich praktizierst du die Yin-Übungen, ohne dich aufzuwärmen. So sprichst du über die lang gehaltenen Haltungen das tiefer liegende Fasziengewebe an.

Egal, ob du 10, 30, 60 Minuten oder länger übst, wichtig ist, dass du währenddessen nicht gestört wirst. Also: Telefon und Rechner aus. Probiere aus, was dir besonders guttut. Welche Yogapraxis hilft dir, um runterzufahren? Ist es ausschließlich Yin oder die Kombination mit dynamischen Haltungen? Gefällt dir Yin am besten am Abend? Das kann sich auch im Laufe deiner Praxis ändern, je nachdem, was du sonst so im Alltag machst.

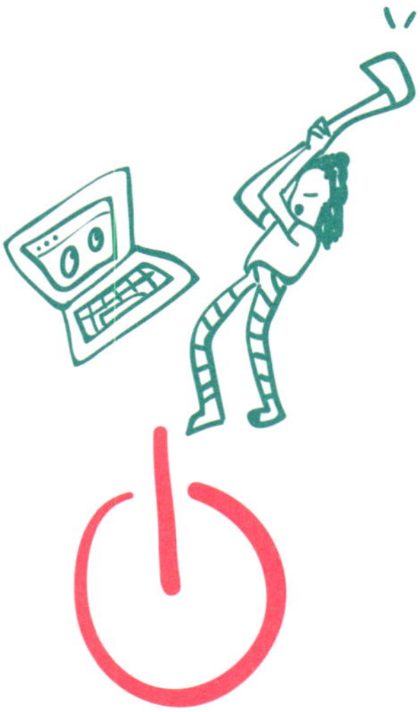

Einfach ausschalten reicht natürlich auch.

Wann lieber nicht? Wenn du krank bist, gehörst du nicht auf die Yogamatte. Bei körperlichen Einschränkungen, nach Operationen und auch bei Schwangerschaften kläre bitte mit deinem Arzt, ob die Yin-Yoga-Haltungen für dich geeignet sind. Ein Buch ersetzt keinen Yogalehrer, der dir eine auf dich zugeschnittene Praxis zusammenstellen kann. Bleibe auf keinen Fall in einer Übung, wenn es schmerzt oder sich nicht richtig anfühlt.

Mit vollem Bauch bewegt es sich nicht sonderlich gut. Das gilt auch für Yoga. Besser ist es, ein bis zwei Stunden vor der Yogapraxis nichts mehr zu essen, damit dein Bauch entspannen kann. Nach der Yin-Session solltest du extra viel trinken, um die Entgiftung des Gewebes zu unterstützen.

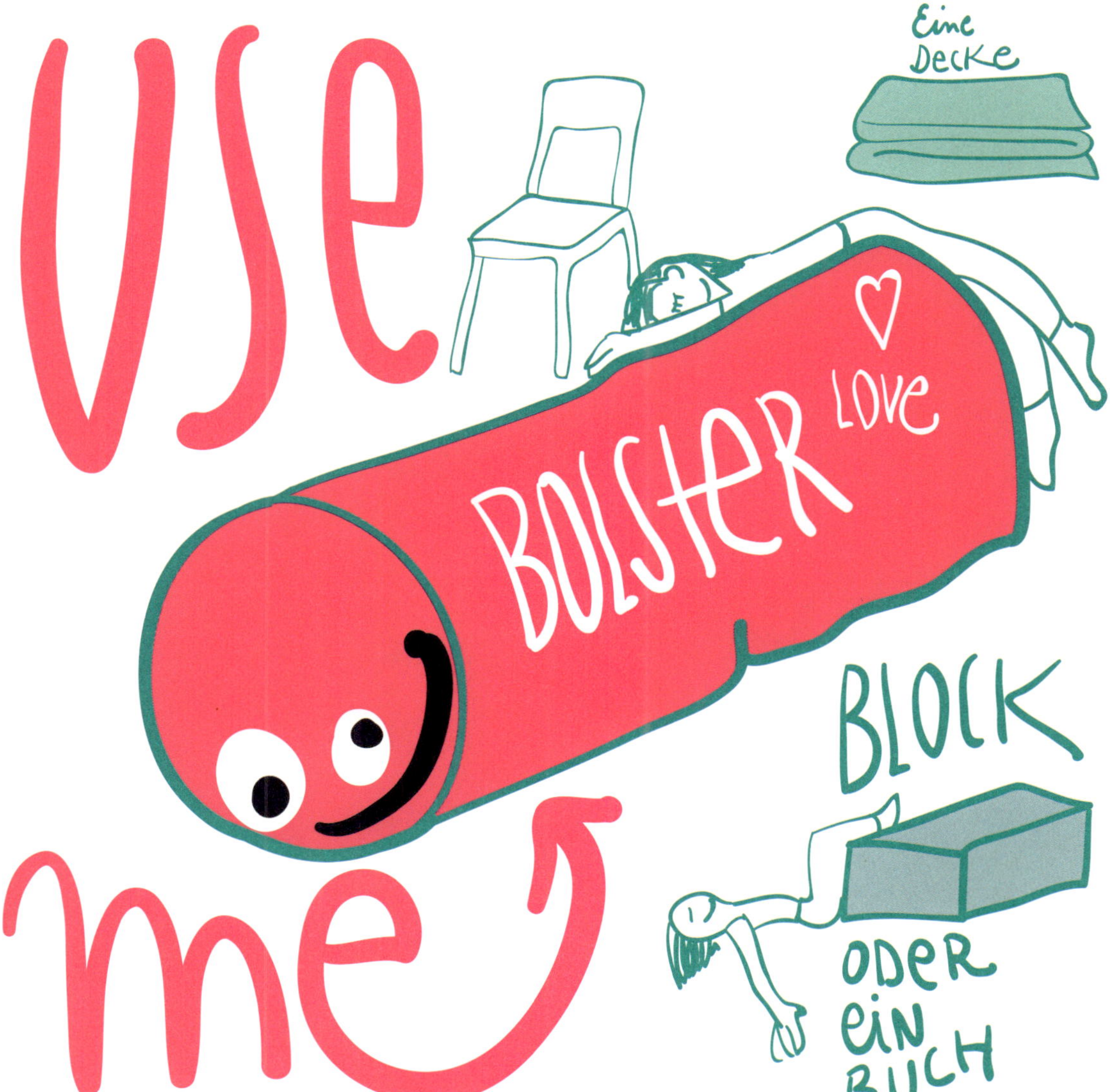

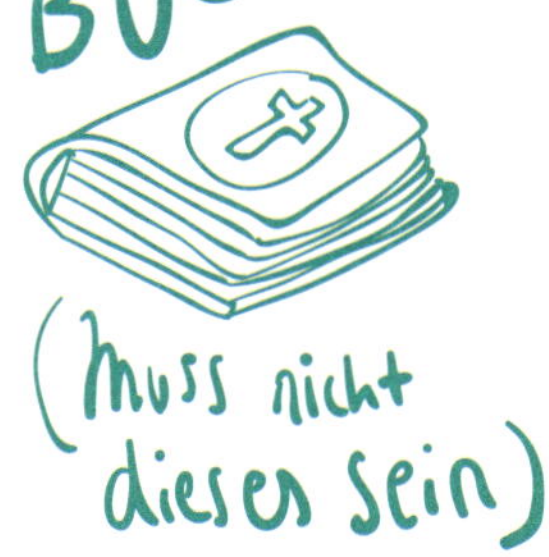

Yogis litte Helper

Hilfsmittel wie Bolster (oder ein großes Sofapolster), Blöcke (oder dicke Bücher) und Decken sind die besten Begleiter deiner Yin-Yoga-Praxis. Sie unterstützen dich dabei, muskuläre Anspannung loszulassen und entspannt in die Haltung hineinsinken zu können. Nutze beispielsweise bei den sitzenden Vorbeugen wie der Raupe (Seite 107) einen Stuhl, um deine Stirn auf der Sitzfläche abzustützen, wenn die Höhe für dich passt. Da du über die Yin-Übungen keine Hitze erzeugst, achte darauf, dass dir nicht kalt wird, und lege dir einen Pulli, Socken und eine Decke bereit. Be smart, use Props!

Wirklich jedes Mittel ist recht, wenn es deiner Bequemlichkeit dient!

YOGAKLASSIKER Übungen für zwischendurch

Entspannen, lockern und kräftigen

Das lange Verharren in den Yin-Haltungen verlangt ab und zu nach einem Ausgleich. Die folgenden Asanas sind hilfreich, wenn du das Gefühl hast festzustecken – körperlich, mental oder auch emotional. In den einzelnen Sequenzen findest du Hinweise, wann und wo ein aktiver oder sanfter Break besonders gut passen könnte.

Das Kind
Verjüngungskur

Dein Mini-Retreat für zu Hause: Die perfekte Haltung, um dich kurz ins Schneckenhaus zurückzuziehen und wieder aufzutanken. Das Kind ist vor allem nach langen Rückbeugen extrem erholsam, da es deinen gesamten Rücken streckt und entlastet.

Rein ins Vergnügen Schiebe aus dem Vierfüßlerstand deinen Po auf die Fersen. Öffne deine Knie hüftweit und lasse deinen Oberkörper dazwischen sinken. Lege deine Stirn am Boden oder auf einer Decke ab. Strecke deine Arme lang nach vorn aus, um extra Länge in die Flanken zu bringen. Bringe alternativ deine Beine dichter zusammen, lasse deinen Bauch auf die Oberschenkel sinken und lege deine Arme neben deinem Körper ab. Lasse die Schultern entspannt sinken. Rolle anschließend mit dem Oberkörper auf und spüre einen Moment im Fersensitz nach.

Schwebt der Po hoch in der Luft, lege dir **eine Decke** zwischen Po und Fersen.

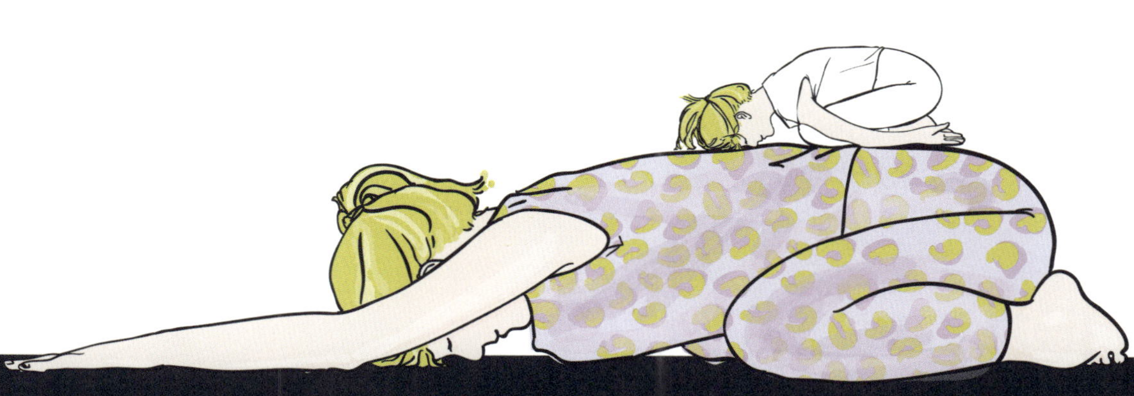

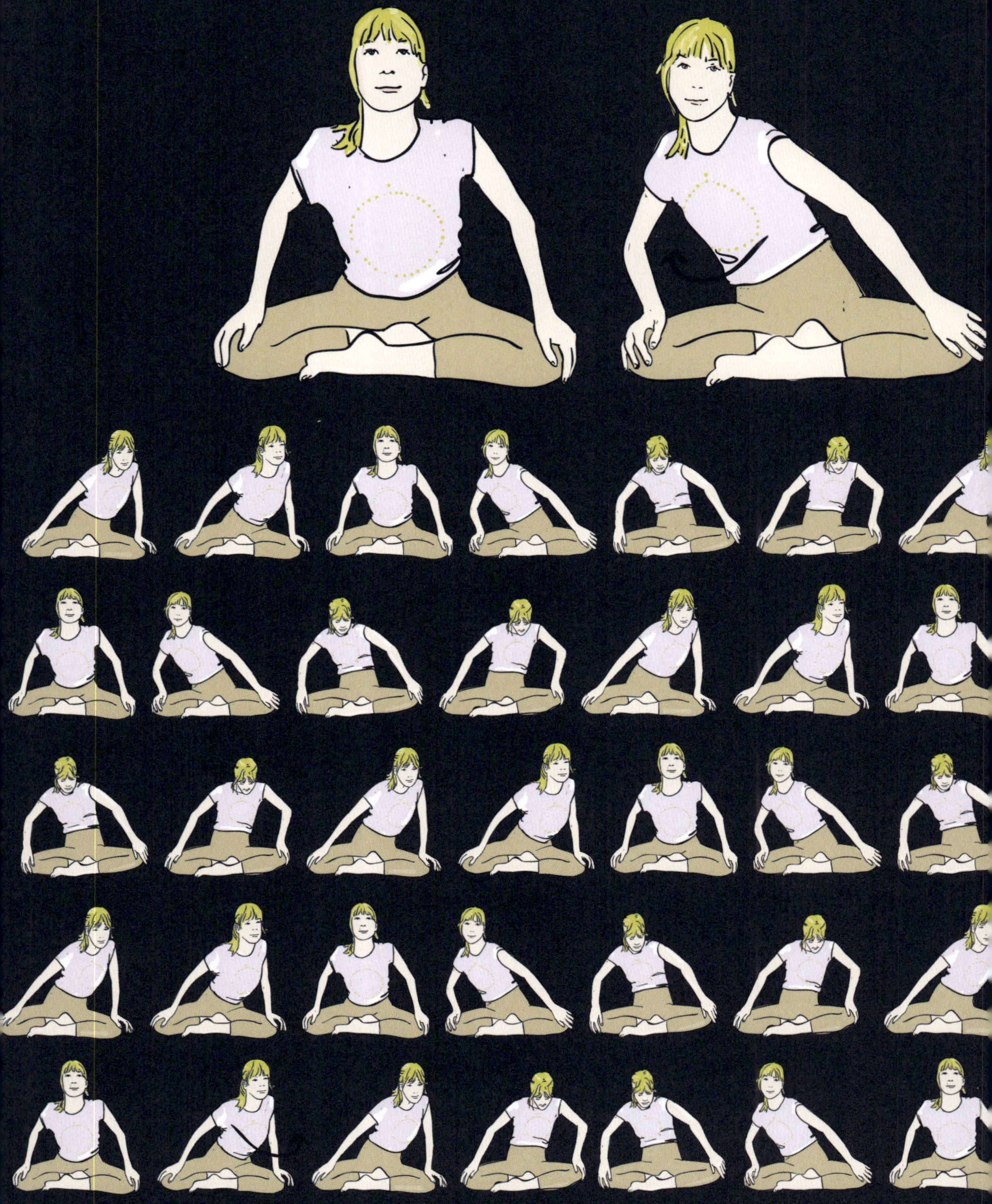

STOP! RICHTUNG WECHSELN *und so weiter...*

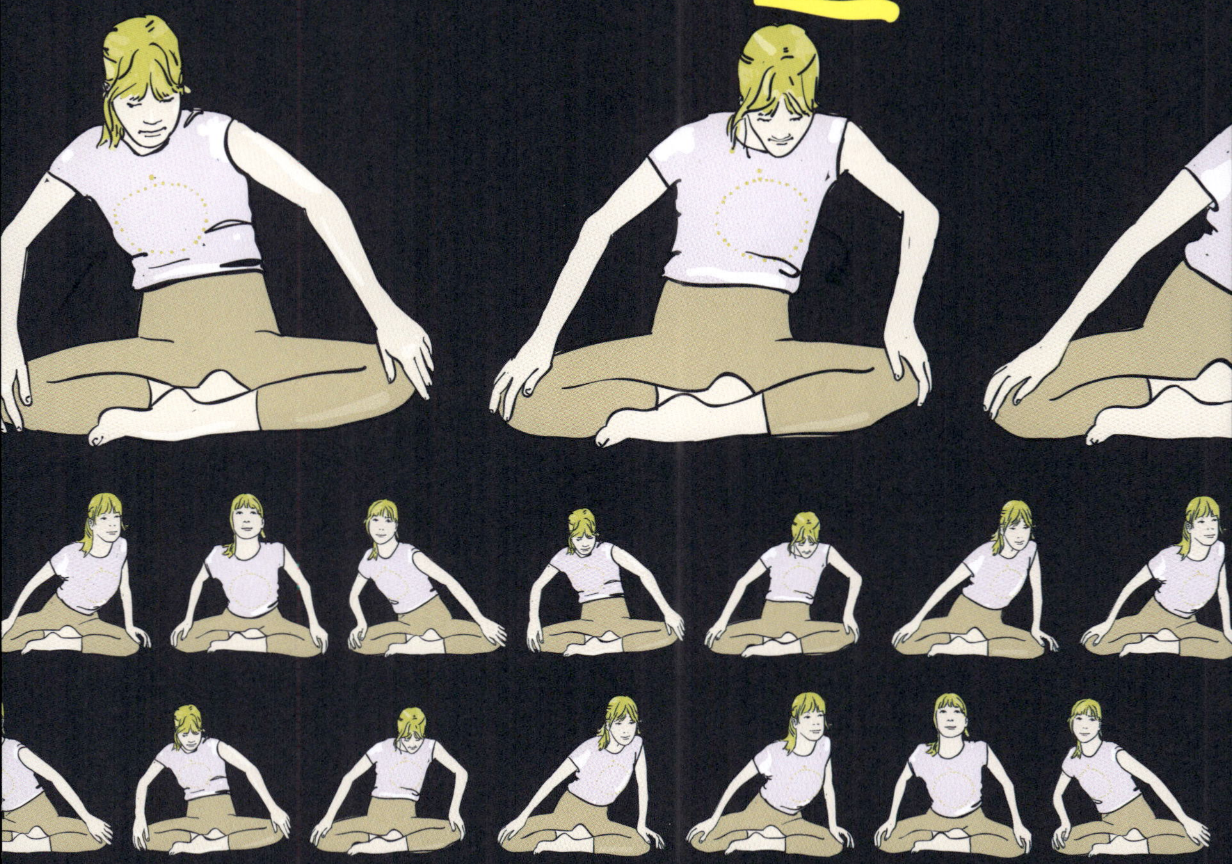

Die Sufi-Kreise
Restart

Ein paar Runden lockeres Gekreise weckt nicht nur deine Bauchtanztruppe mit einer kleinen Massage auf, sondern mobilisiert auch die gesamte Wirbelsäule. Perfekt direkt nach dem Aufstehen, passt aber auch immer, wenn du dich steif und starr fühlst oder gerade nicht weiterweißt.

Rein ins Vergnügen Komme in einen Sitz mit gekreuzten Beinen. Lege deine Hände locker auf deinen Knien ab. Beginne, deinen Oberkörper im Uhrzeigersinn zu kreisen. Lasse die Kreise langsam größer werden und führe die Bewegung vom Brustbein ausgehend aus, sodass du Bewegung in deinen Oberkörper bringst. Wechsel nach 1,5 Minuten die Richtung. Pendele dich anschließend in der Mitte ein und schraube dich über die Wirbelsäule noch etwas in die Länge. Spüre ein paar Atemzüge in Stille der Bewegung nach.

Schiebe dich wirklich **in alle Richtungen:** nach vorn, rechts, hinten, links – und andersrum. Wechsle zwischendurch auch mal die Beinstellung, sodass nicht immer dasselbe Bein vorn liegt.

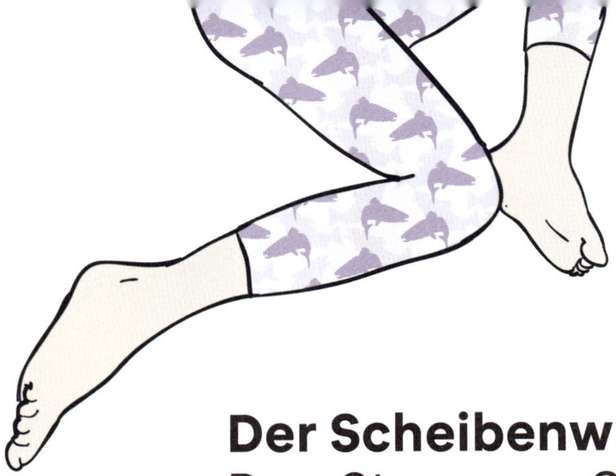

Der Scheibenwischer

Den Stress zur Seite schieben

Tipp: Variiere ab und zu mal das Tempo der Bewegung. Je langsamer du die Beine von einer Seite zur anderen sinken lässt, umso intensiver spürst du, welche Bereiche dadurch angesprochen werden.

Diese neutralisierende Übung ist Balsam für deine müden Gräten. Der Scheibenwischer ist vor allem nach intensiven Vorbeugen und Hüftöffnern ideal, um Beine, Becken und Rücken aufzulockern und alle Spannung abzuschütteln. So bleibst du geschmeidig.

Rein ins Vergnügen Komme zum Sitzen und stütze dich auf deinen Unterarmen oder Händen am Boden ab. Deine Füße stellst du hüft- oder mattenbreit auf. Lass deine Knie jetzt von einer Seite zur anderen schwingen. Mach davon so viele Runden, wie du magst. Danach kannst du direkt mit der nächsten Yin-Position weitermachen oder einen Moment in die Rückenlage kommen.

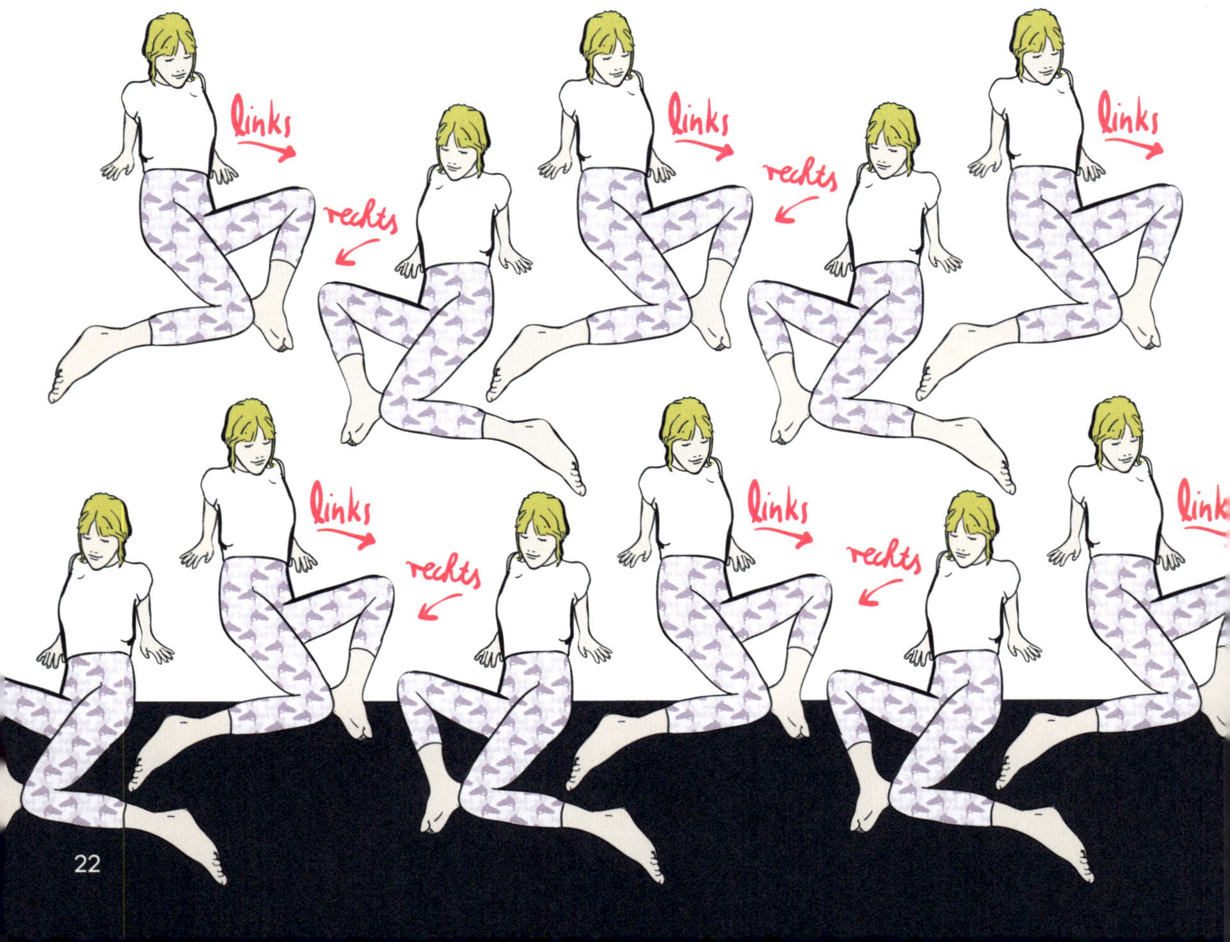

Katze – Kuh
Wer Muh macht, muss auch Miau machen

Tierische Kombi, die deine Wirbelsäule inklusive des Schulterbereichs in Bewegung bringt. Eignet sich besonders vor deiner Praxis zum Mobilisieren und nach allen Übungen, die einiges an Rückgrat, egal, in welche Richtung, einfordern. Löst Anspannungen auf, schafft Platz und erdet.

Rein ins Vergnügen Komme auf alle viere: Positioniere die Knie senkrecht unter den Hüftknochen und staple Hände, Ellbogen und Schultern in einer Linie übereinander. Halte den Kopf in Verlängerung der Wirbelsäule. Runde ausatmend den Rücken zum Katzenbuckel: Schiebe die Schulterblätter in die Breite, lasse den Kopf hängen und richte den Blick zum Bauchnabel. Einatmend geht's in die Kuh: Schiebe dein Brustbein vor und biege den Rücken in ein zartes Hohlkreuz, ziehe dabei den Bauchnabel sanft zur Wirbelsäule. Komme ausatmend in die Katze, einatmend in die Kuh ... Entspanne anschließend in der Kind-Position (Seite 19).

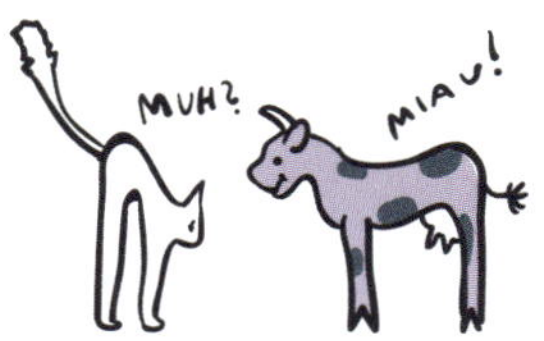

Falls du Lust auf mehr **Freestyle** hast, kannst du auch beginnen, dich etwas mehr zu räkeln und die Schultern und das Becken mit in die Bewegung zu integrieren. Miau!

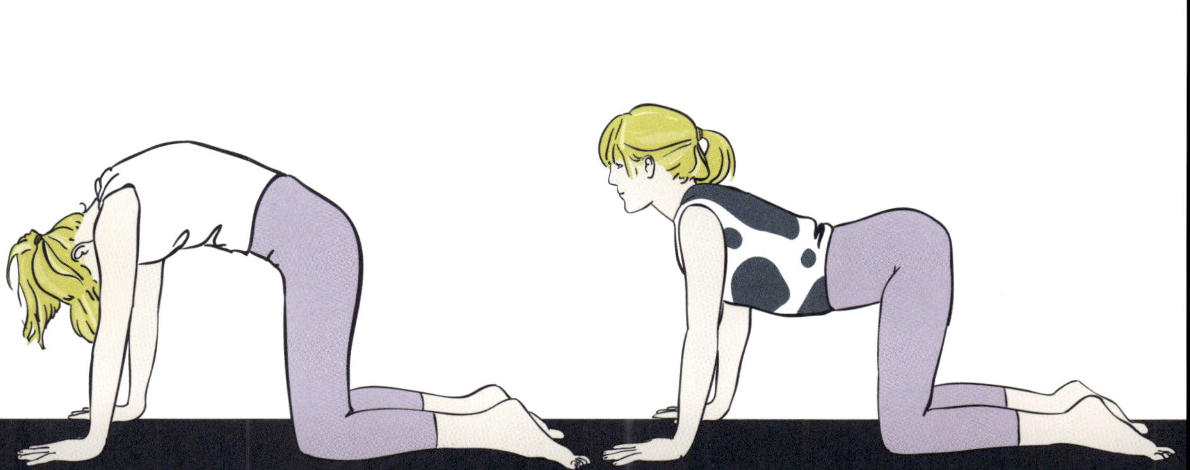

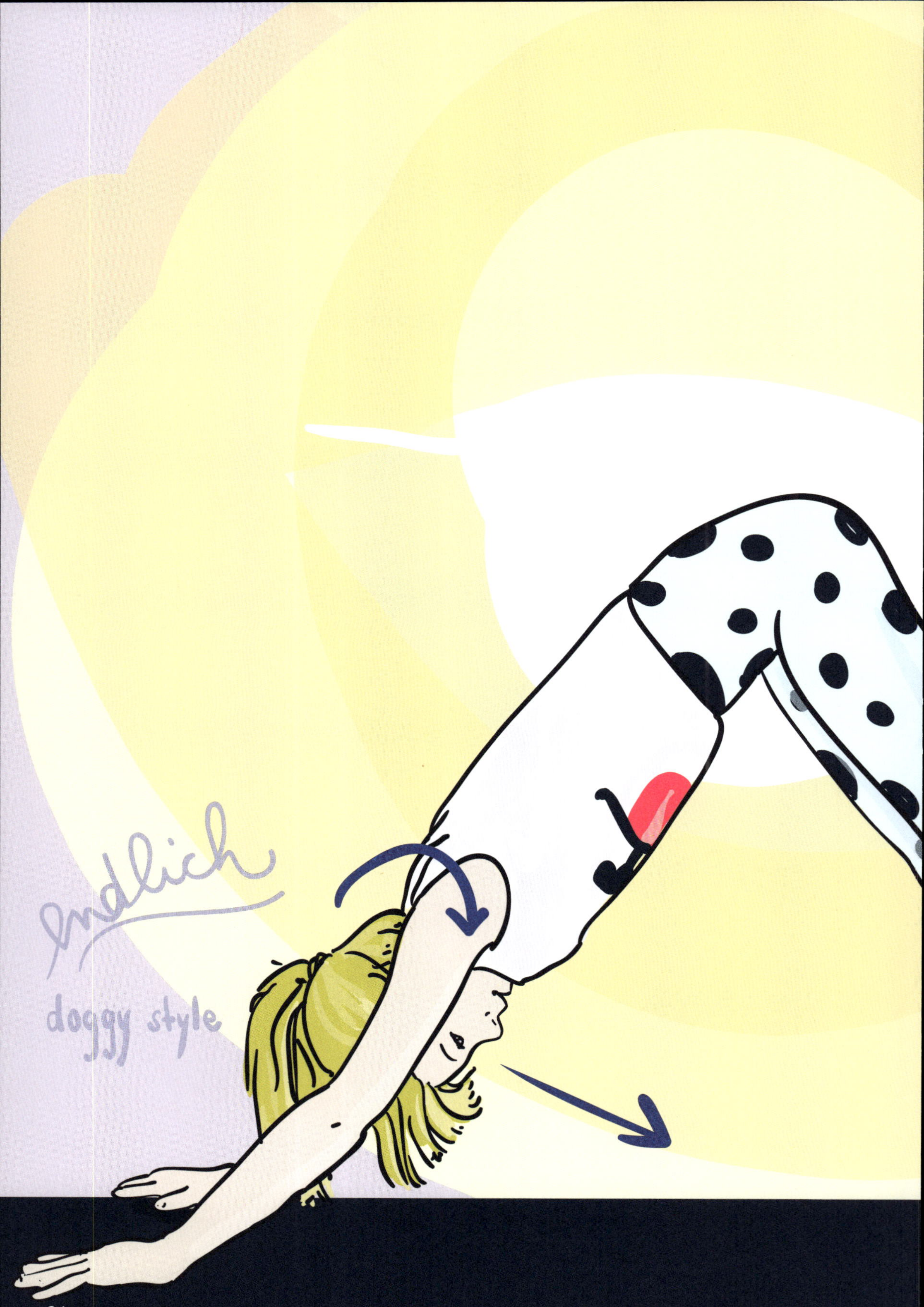
endlich
doggy style

Wie wär's mit ein paar Runden **Walking Dog**? Hebe einfach abwechselnd die Fersen an und senke sie wieder ab. Das ist besonders toll, wenn deine Beinrückseiten noch müde oder etwas verkürzt sind.

Der herabschauende Hund
Wuff!

Na, auch auf den Hund gekommen? Spricht einiges dafür: Alle großen Muskelgruppen werden gedehnt, Arme und Schultern gekräftigt. Auch dein Nervensystem erholt sich kopfüber hängend bestens.

Rein ins Vergnügen Fächere im Vierfüßlerstand deine Finger weit auf. Drehe die Oberarme leicht von innen nach außen und ziehe die Unterarme zur Mittelachse. Löse deine Knie vom Boden, schiebe deinen Po schräg hoch zur Decke und strecke dabei Arme und Beine. Verlängere deine Wirbelsäule zwischen Scheitel und Kreuzbein, deine Ohren bleiben auf Höhe deiner Oberarme. Ziehe die unteren Rippen und den Bauchnabel sanft nach innen zur Wirbelsäule. Weite Schlüsselbeine und Schulterblätter nach außen. Beuge, um zurückzukommen, die Knie, setze sie ab und spüre ein paar Atemzüge in der Kind-Position (Seite 19) nach.

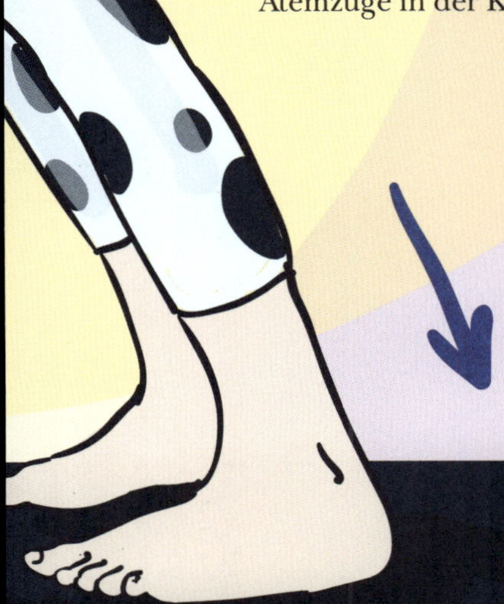

Der Tisch
Prost Mahlzeit!

Hier wird nicht nur deine Vorderseite in ihrer ganzen Pracht serviert, sondern auch Arme, Schultern und Beine werden gekräftigt. Besonders nach langen Vorbeugen ist das die perfekte Ausgleichsposition.

Drehe deine Finger nach außen zur Seite oder nach hinten, falls das **für deine Schultern** angenehmer ist.

Rein ins Vergnügen Setze deine Hände hinter deinem Po auf, drehe deine Finger zum Körper. Stelle deine Füße auf Höhe der Knie auf, hebe dein Becken an, sodass Oberkörper und Oberschenkel eine Linie vom Kopf bis zu den Knien bilden. Halte den Kopf in Verlängerung der Wirbelsäule oder rolle das Kinn zur Brust, falls dein Nacken empfindsam ist. Schiebe dich über Hände und Füße weg vom Boden. Setze zum Rauskommen aus der Haltung ausatmend den Po zurück auf den Boden, umfasse die Knie und entspanne dich in der Rückenlage.

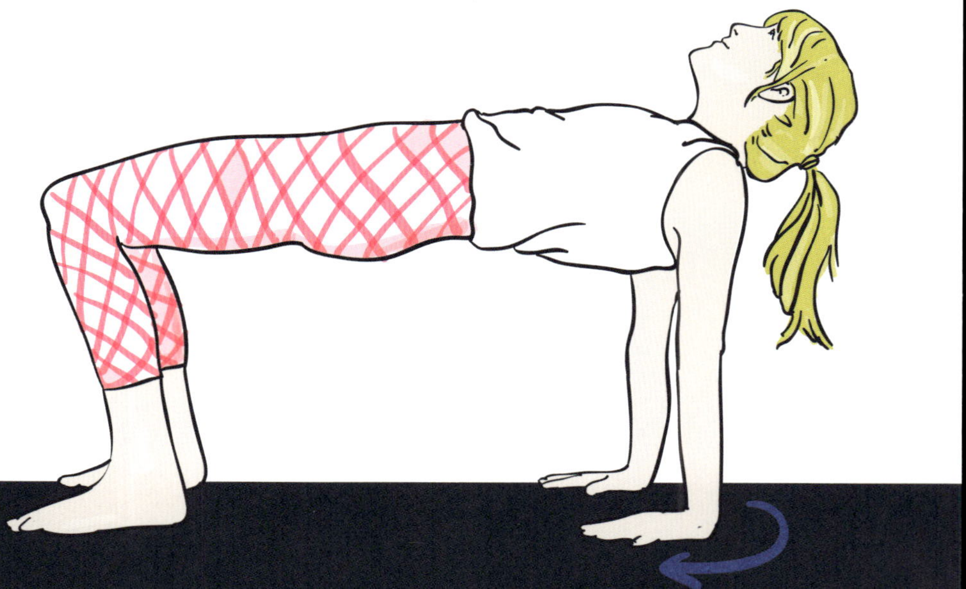

Die Planke
Uff!

Diese Art des Langmachens verlangt einiges an Kraft und Zentrierung. Dein gesamter Körper wird dabei eingespannt und gefordert, wobei deine Körpermitte im Fokus steht.

Rein ins Vergnügen Im Vierfüßlerstand die Hände weit auffächern. Schulterblätter nach außen und tief in Richtung Taille schieben. Unterarme zur Mittelachse ziehen. Stelle deine Zehen auf, löse deine Knie vom Boden und hebe dein Becken hoch, sodass dein Körper eine Linie bildet. Schiebe dein Brustbein nach vorn und die Fersen nach hinten, Kopf in Verlängerung der Wirbelsäule halten. Ausatmend zurück in Bauchlage kommen und entspannen.

Setze die Knie einfach wieder ab, falls du die Planke noch nicht halten kannst.

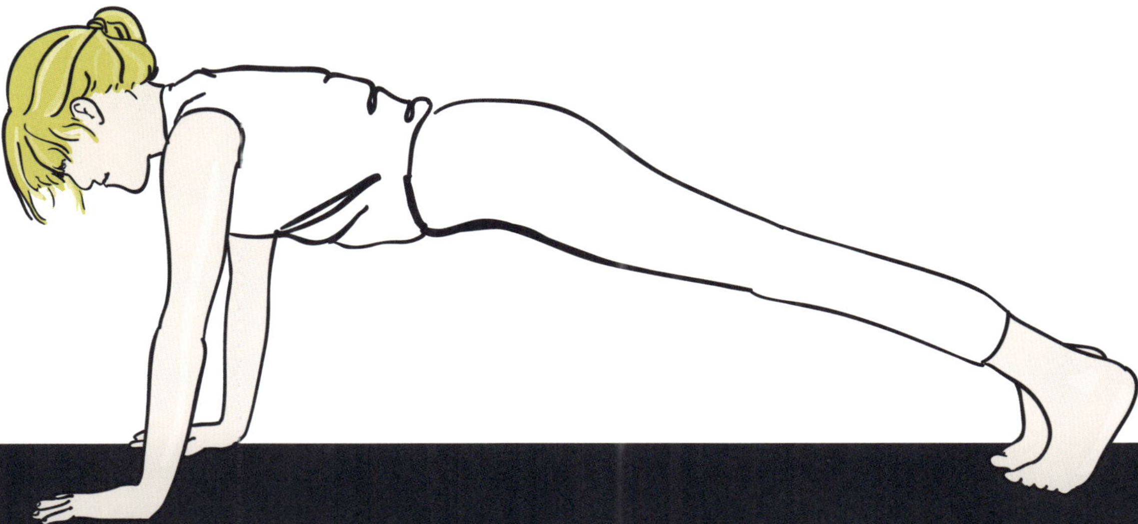

Savasana, die Totenstellung
Relaxieren statt massieren

Dein gesamtes System erholt und regeneriert sich. Du löst dich von äußeren Einflüssen und Forderungen, lenkst deinen Blick nach innen, entspannst Körper und Seele. Die Wirkungen der vorausgegangenen Haltungen können sich noch mal bis in die kleinste Zelle hinein entfalten und ausdehnen. Endlich wieder Platz!

Drehen deine Gedanken in Savasana oft noch mal so richtig auf? **Macht nichts.** Guck dir an, was gerade bei dir los ist, und dann lass deine Gedanken wie Wolken weiterziehen.

Rein ins Vergnügen Strecke dich lang in der Rückenlage am Boden aus. Lege deine Arme neben den Körper, drehe die Handflächen nach oben und lasse deine Füße seitlich nach außen fallen. Lasse dich schwer in den Boden sinken, gib dein gesamtes Gewicht ab. Falls dir kalt ist, decke dich zu. Entspanne dein Gesicht, vor allem deinen Kiefer, die Schläfen und den Bereich um deine Stirn. Schließe deine Augen und entspanne deine Augenbrauen. Es gibt jetzt nichts mehr zu tun. Nur Rumliegen und loslassen. Herrlich! Um die Haltung aufzulösen, beginne langsam, Hände und Füße zu bewegen. Rolle dich auf eine Seite und lege dir deinen unteren Arm als Kissen unter den Kopf. Bleibe hier für ein paar Atemzüge, bevor du dich in den Sitz aufrichtest und einen Moment nachspürst. Öffne erst dann die Augen, strecke dich, seufze und blicke der Welt entspannt entgegen.

Achtung, Baby Entspanne Nacken, Kopf und Hals. Lege dir eventuell eine gefaltete Decke unter den Kopf oder auch ein Bolster unter die Kniekehlen.

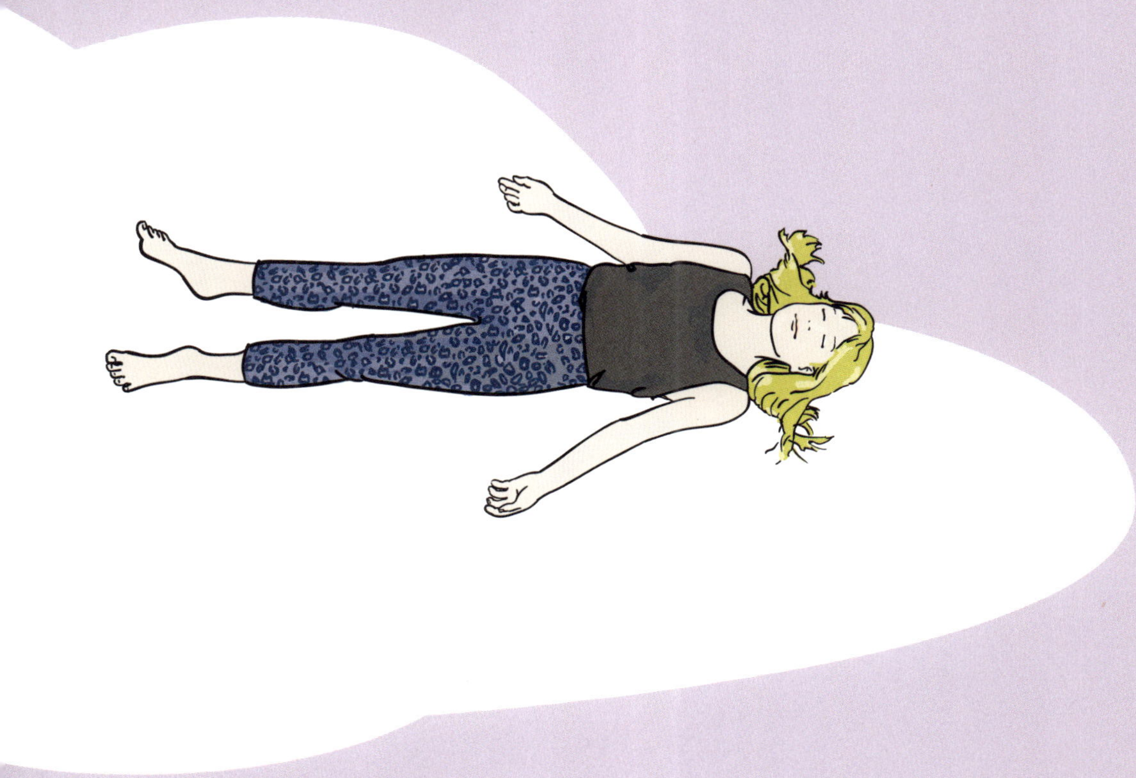

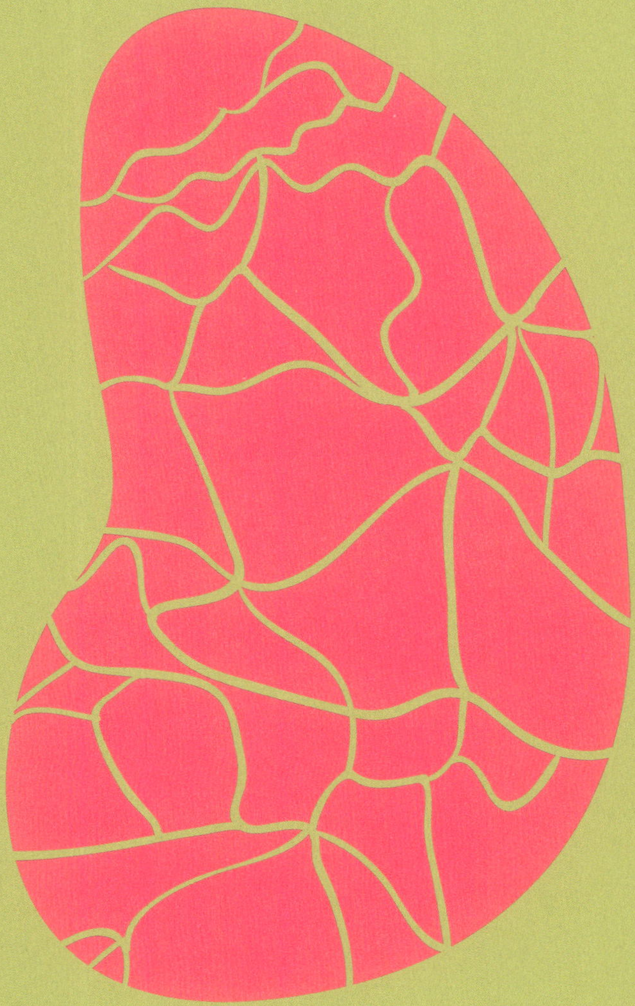

SESSION 1 Nieren und Blase

Verscheucht Ängste

Diese Übungsreihe hilft dir, tief durchzuatmen und wieder unbeschwert nach vorn zu schauen.

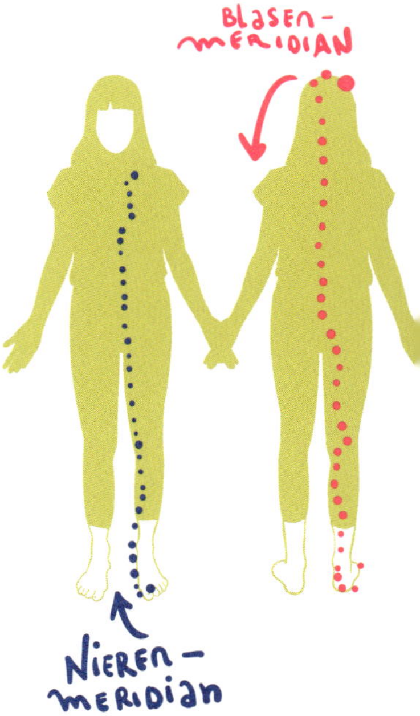

Angst ist ein schlechter Ratgeber. Aber was tun, wenn sie dein Denken, Handeln und Fühlen beherrscht, du dir nichts mehr zutraust, keine Kraft mehr hast? Gerät das Chi von Niere und Blase aus dem Gleichgewicht, ist Angst das alles beherrschende Gefühl. Du fühlst dich blockiert, erschöpft und lahmgelegt. Zugrunde liegen ihr oft eine Vielzahl anderer Emotionen. Statt deine Angst also kleinzureden oder ihr aus dem Weg zu gehen, schaue sie dir genau an. Verbünde dich mit ihr, statt gegen sie anzukämpfen. Die Stille während der Yin-Haltungen ist eine gute Gelegenheit, all die ins Bewusstsein aufsteigenden Gefühle zu beobachten, sie zuzulassen, ohne darauf reagieren zu müssen, und ihnen dadurch etwas von ihrem Schrecken zu nehmen.

Die Nieren spielen in der chinesischen Medizin eine extrem wichtige Rolle in Bezug auf dein Energielevel und deine Stressfähigkeit: Hier sitzt deine Lebensenergie, das Jing, mit dem du auf die Welt gekommen bist und das deine grundsätzliche Konstitution bestimmt. Die Nieren verteilen diese Energie weiter an alle anderen Organe. Auch sonst haben sie einiges zu tun: Sie regulieren die Flüssigkeitssysteme, steuern alle aktiven Vorgänge im Körper, insbesondere das zentrale Nervensystem und das Urogenitalsystem. Das Partnerorgan, die Blase, ist mit deiner Körperrückseite, der Wirbelsäule und dem vegetativen Nervensystem verknüpft. Deine Entspannungsfähigkeit, dein Energielevel und dein Umgang mit Stress sind mit dem Chi von Blase und Niere gekoppelt. Läuft energetisch alles im Lot, bist du voller Vertrauen und Zuversicht. Du bleibst in stressigen Phasen geschmeidig, bist ausdauernd und bleibst beharrlich, wenn dir etwas wichtig ist, vertraust deiner Intuition und deiner tiefen inneren Weisheit.

Um die Nieren- und Blasenenergie wieder ins Gleichgewicht zu bringen, ist ein ausgewogener Wechsel von Anspannung und Entspannung wichtig. Versuche Extreme zu vermeiden. Auch Kälte stresst Nieren und Blase. Bestes Gegenmittel ist ein heißes Bad. Essenziell sind Phasen der Stille, des Rückzugs. Nur wenn es leise wird, kannst du deine innere Stimme klar und deutlich hören. Und die Angst? Kann sich schön warm anziehen.

Vor allem Vor- und Rückbeugen sprechen den Nieren- und den Blasenmeridian an. Vorbeugen beruhigen, lang gehaltene Rückbeugen wirken energetisierend.

Der **Nierenmeridian** startet in der Mitte der Fußsohle, umkreist den inneren Knöchel und läuft über die Innenseite des Beins ins Becken hinein und knapp neben der Mittellinie des Körpers bis zum Schlüsselbein.

Der **Blasenmeridian** läuft vom inneren Augenwinkel über den Hinterkopf in zwei Strängen die Rückseite des Körpers entlang, sammelt sich in der Kniekehle wieder zu einem Strang und endet am äußeren Nagelfalz des kleinen Zehs.

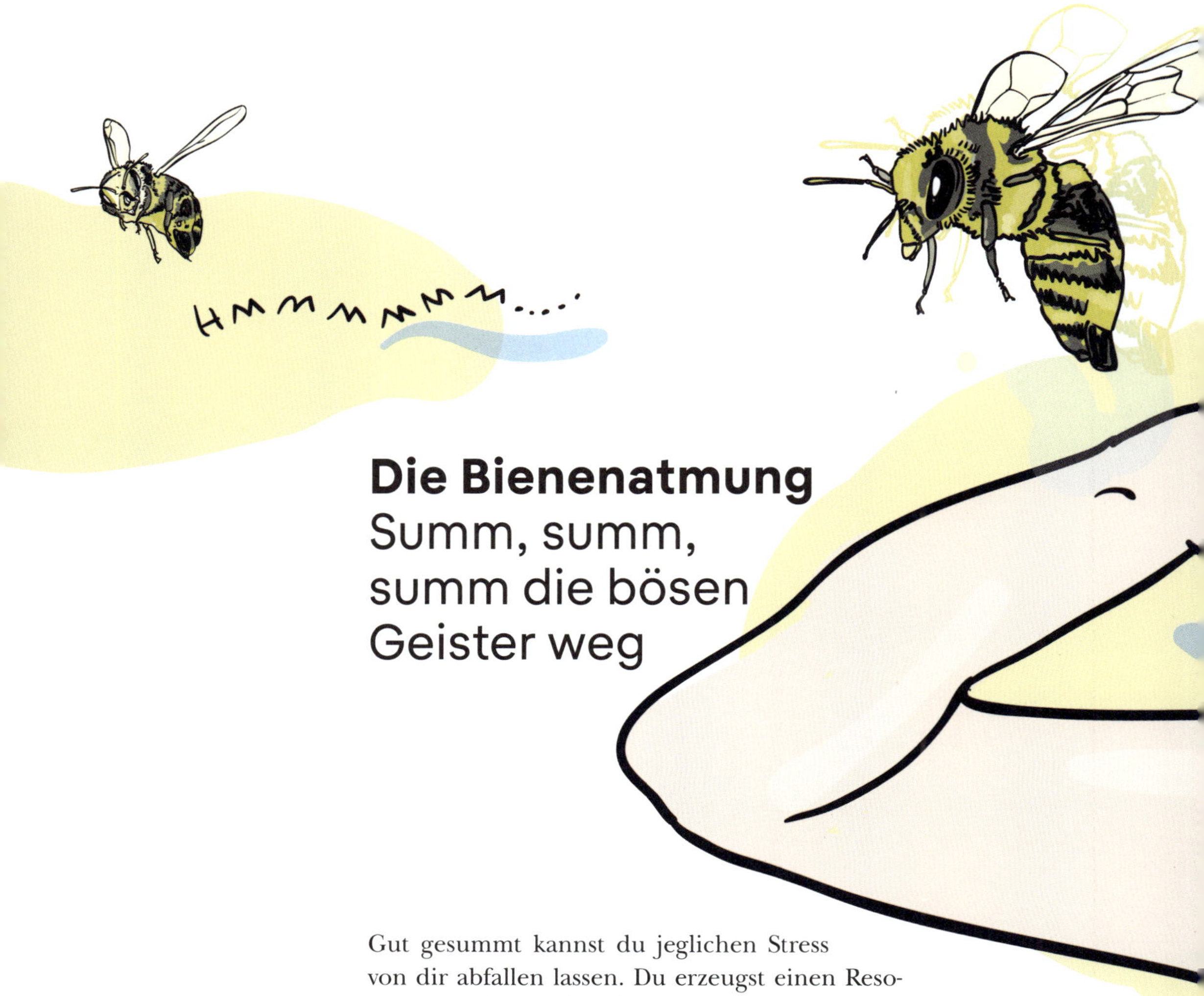

Die Bienenatmung
Summm, summm, summm die bösen Geister weg

Gut gesummt kannst du jeglichen Stress von dir abfallen lassen. Du erzeugst einen Resonanzraum in Kopf und Körper. Deine Anspannungen lösen sich auf. Perfekt, wenn dich alles und alle auf die Palme bringen. Das Beste daran: Auch dich selbst magst du nach einer Runde Summen wieder viel lieber!

Summen und Singen sorgen generell für gute Laune. Also keine Scheu, wenn dir ein Beat auf den Lippen brennt. Raus damit!

Rein ins Vergnügen Komme in einen Sitz mit gekreuzten Beinen und richte deine Wirbelsäule gerade auf. Verschließe mit den Zeigefingern deine Ohren. Schließe deine Augen. Atme durch die Nase ein und mit einem Summen durch den Mund wieder aus – das klingt wie ein Schwarm Bienen oder ein sehr langes »Mmmmmmmmmm…«. Halte deine Lippen dabei sanft geschlossen und die Zahnreihen voneinander gelöst. Entspanne die Schultern. Führe zehn Runden aus oder summe noch länger. Spüre anschließend im Sitzen nach und lasse deinen Atem natürlich fließen.

Achtung, Baby Wenn du die Finger nicht in die Ohren stecken magst, kannst du die Hände auch im Schoß ablegen und einfach so ein paar Runden summen.

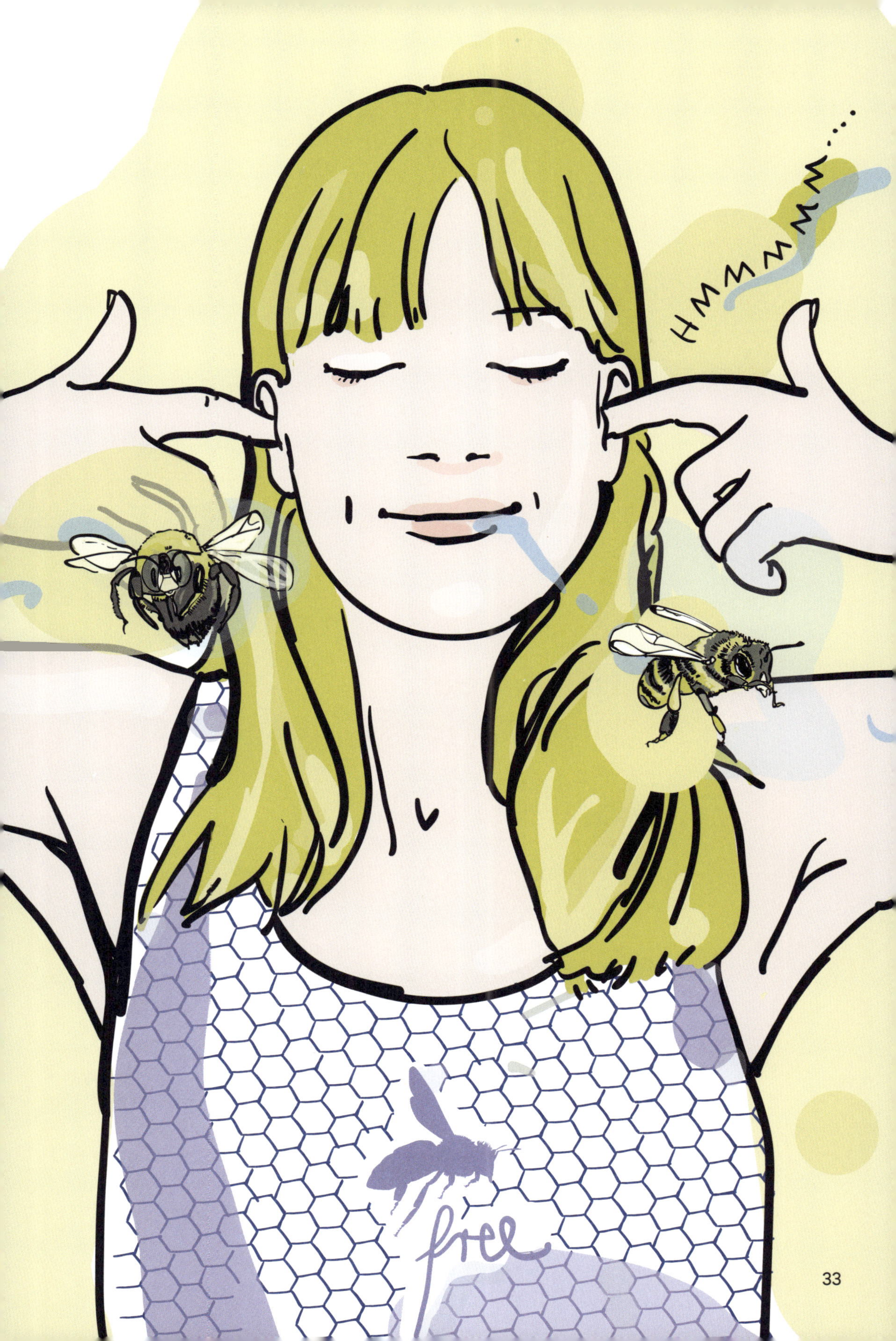
HMMMMMM....
free

Das Pendel
Einfach alles auf den Kopf stellen

Vornüber gebeugt nimmst du mit dieser Umkehrposition, die gleichermaßen beruhigt und belebt, einen anderen Blickwinkel, eine andere Perspektive ein. Du schaffst Raum entlang der Wirbelsäule, sprichst die rückseitige Faszienkette und den Blasenmeridian an. Das hilft dabei, auf allen Ebenen flexibel zu bleiben und zu erkennen, was dir wichtig ist und was dich glücklich macht. Believe in you!

Rein ins Vergnügen Beuge dich aus dem hüftweiten Stand mit deinem Oberkörper nach vorn unten. Greife mit den Händen den gegenüberliegenden Ellbogen oder lege deine Hände vor den Füßen ab. Lass deinen Kopf Richtung Boden aushängen, entspanne Nacken und Schultern; der Rücken darf rund und die Beine können hier gebeugt sein. Um aus der Übung rauszukommen, rolle dich sehr langsam und mit gebeugten Knien zurück in den Stand auf, hebe den Kopf als Letztes. Bleibe ein paar Atemzüge stehen. Entspanne anschließend in der Rückenlage oder wechsle direkt in den Squat (Seite 37).

Achtung, Baby Bei Bluthochdruck, Augeninnendruck, Migräne und Kopfschmerzen, in der Schwangerschaft oder wenn sich die Haltung nicht gut anfühlt, lasse diese Position aus oder übe stattdessen die sitzende Variante (Seite 107).

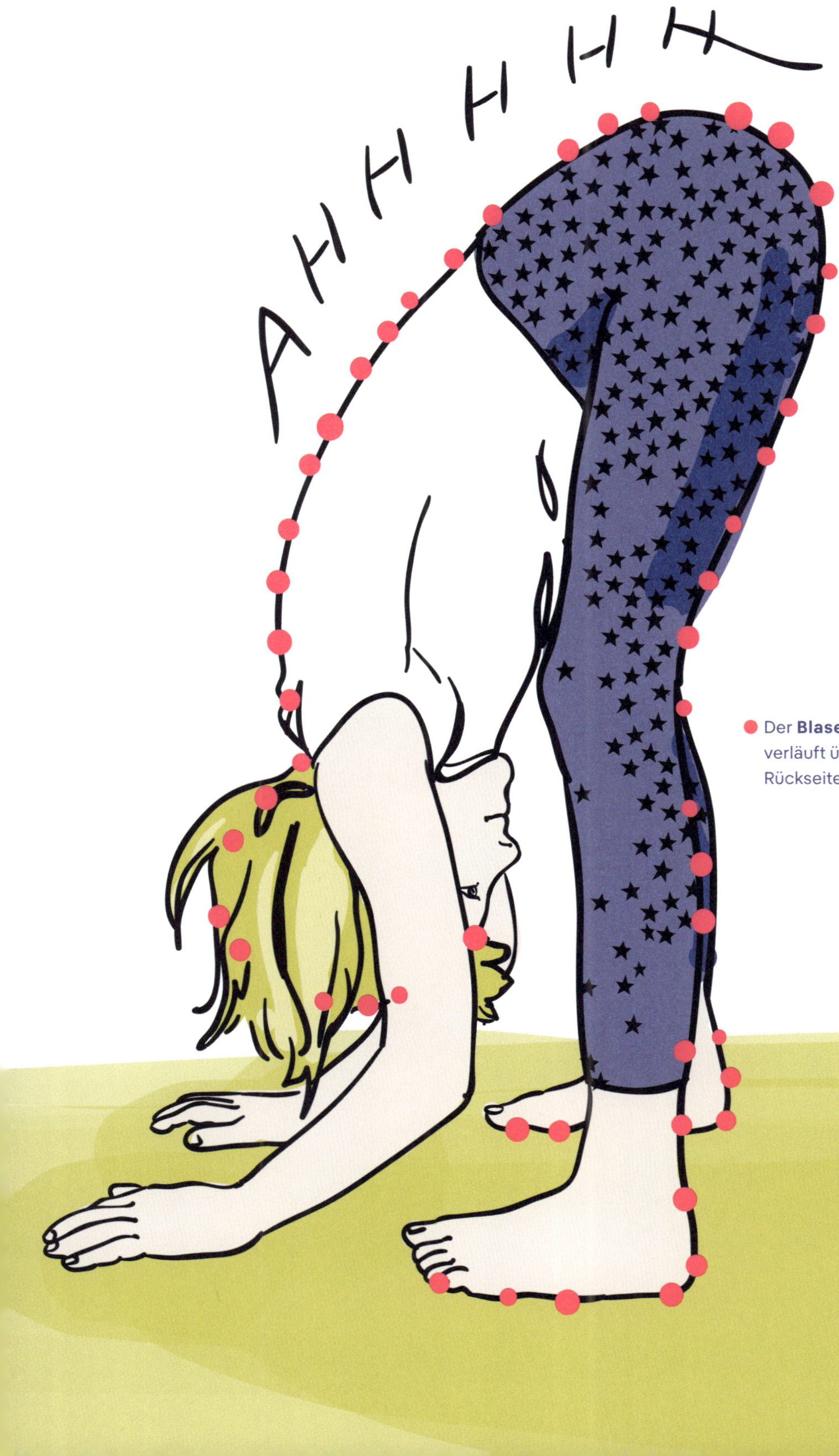

Der **Blasenmeridian** verläuft über die gesamte Rückseite des Körpers.

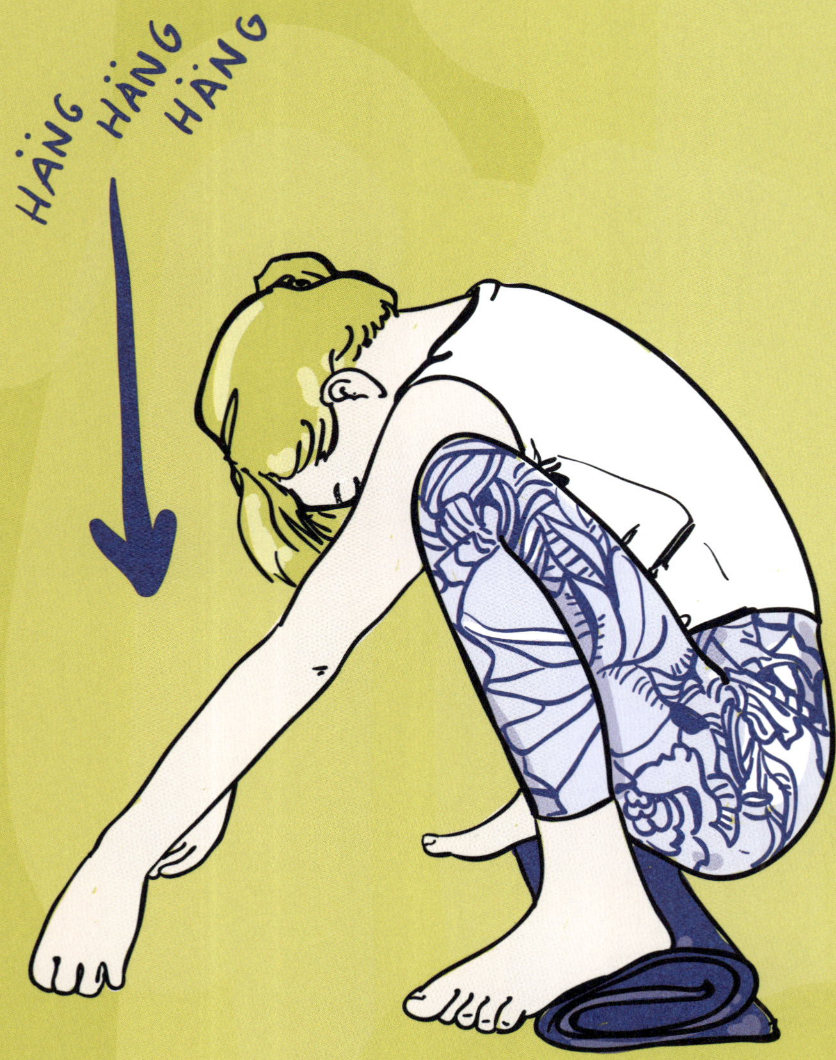
HÄNG HÄNG HÄNG

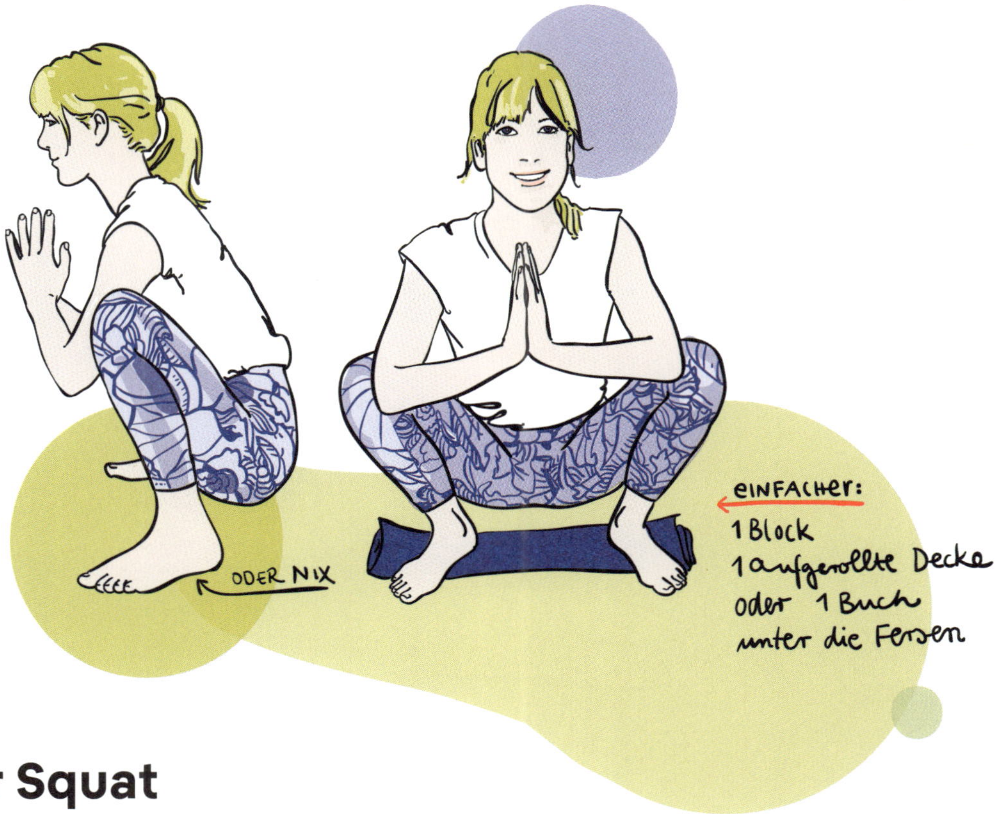

Der Squat
Halleluja, ist das 'ne Hocke!

Diese Position würde dir die Schuhe ausziehen, hättest du noch welche an. Der Nierenbereich wird intensiv angesprochen und Spannungen im Lendenbereich werden gelöst, was eine Extraportion Erholung verspricht. Eine der besten Übungen bei Unterleibsbeschwerden und zur Mobilisation von Knie- und Fußgelenken. In Zeiten, in denen sich Ängste und Sorgen breitmachen, kannst du in dieser Haltung herrlich runterfahren, Überflüssiges loslassen und dich aufs Wesentliche konzentrieren.

Rein ins Vergnügen Öffne im Stand die Füße mattenweit, beuge die Knie und lasse das Becken zwischen die Füße Richtung Boden sinken, drehe die Zehen dabei leicht nach außen. Lasse deinen Oberkörper sanft nach vorn aushängen, der Rücken darf rund werden. Lasse die Handrücken zum Boden sinken. Stelle dir alternativ ein Bolster unter den Kopf oder richte den Oberkörper gerade auf, lege die Hände vor dem Herzen aneinander (Anjali Mudra) und schiebe die Ellbogen von innen gegen die Knie. Richte den Kopf in Verlängerung der Wirbelsäule auf. Lasse anschließend den Po zum Boden sinken und spüre in der Rückenlage nach.

Achtung, Baby Schiebe bei Problemen mit den Knien oder Fußgelenken einfach einen Block unter deinen Po oder stelle die Füße etwas weiter auseinander auf. Ansonsten lasse die Übung bitte aus.

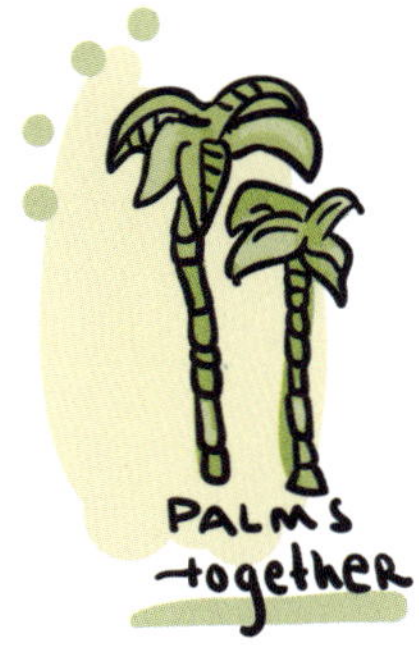

Palms together: Das **Anjali Mudra** beruhigt und zentriert. Es ist eine Geste des Dankes und des Grußes. Du verneigst dich damit vor dem Göttlichen in dir und in allen anderen Lebewesen.

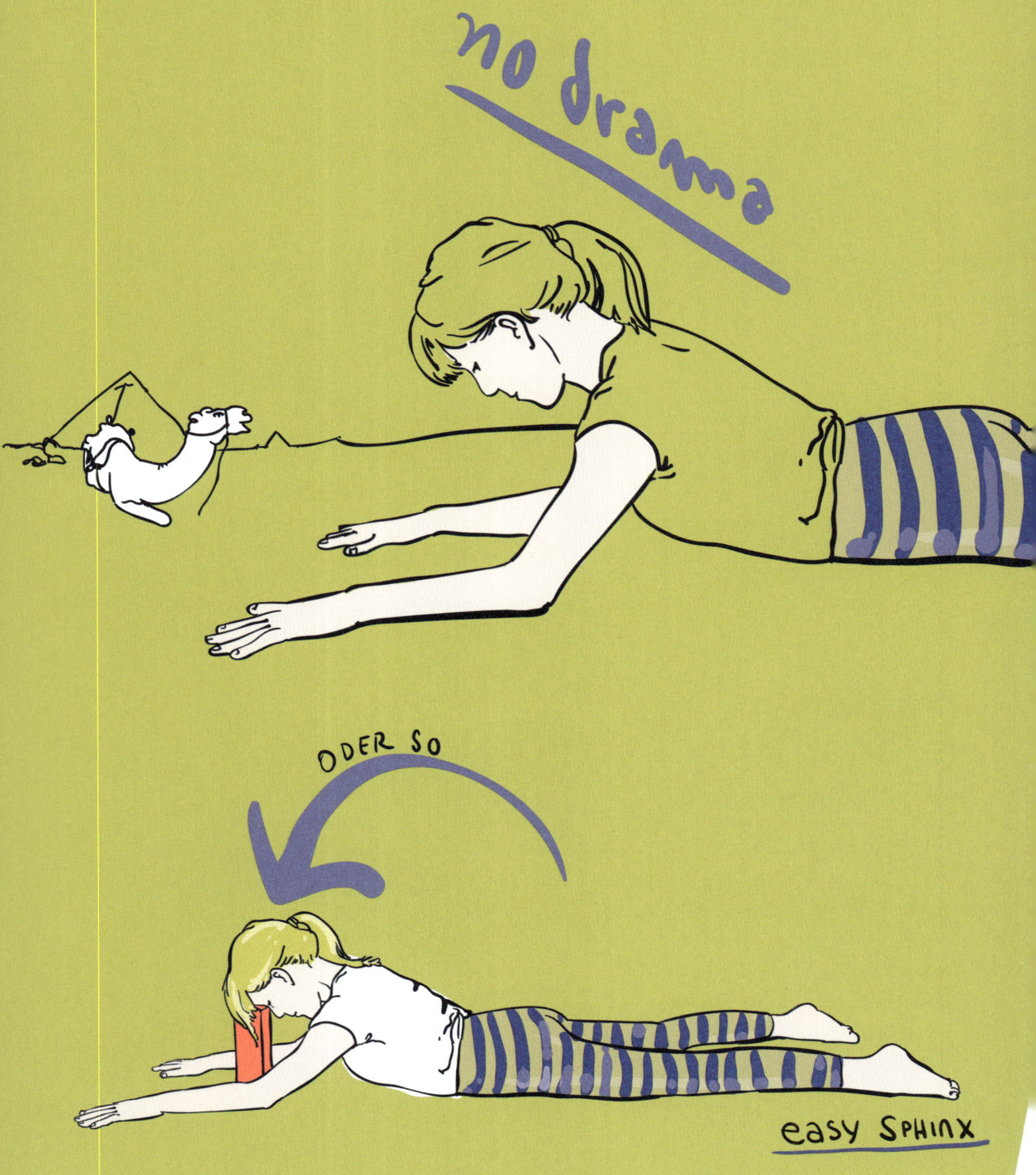
no drama
ODER SO
easy SPHINX

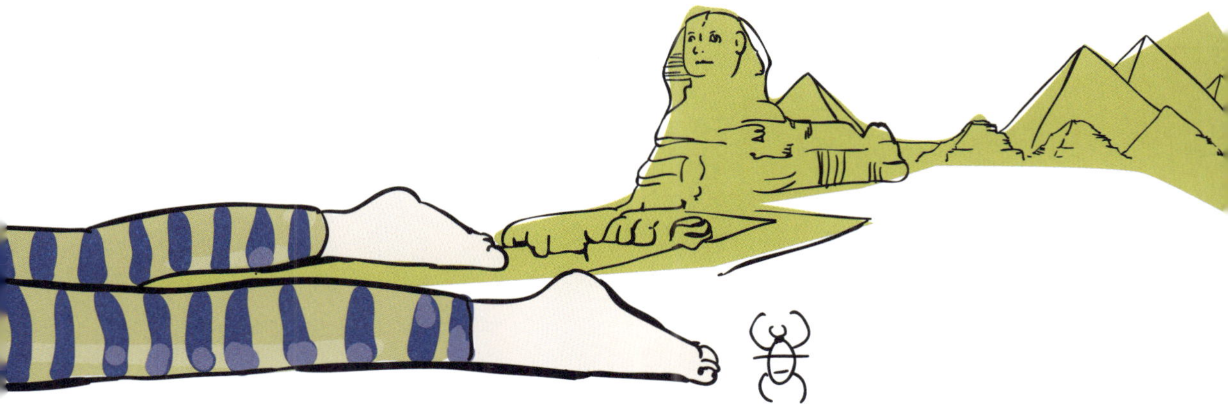

Die Sphinx
Schon im alten Ägypten bewahrte man so seine Nerven

Ach nee, Yoga hat ja seinen Ursprung in Indien. Aber die schöne Sphinx kann auch so einiges: Der untere Rücken, der Nierenbereich, wird sanft komprimiert, die Körpervorderseite, dein Herzraum, geöffnet, was dir neue Energie schenkt und dich entspannt. Sorgen, Grübeleien und belastende Gedanken haben in dieser mutigen Haltung keinen Platz, Zuversicht dafür umso mehr.

Rein ins Vergnügen Setze in der Bauchlage die Unterarme so vor dir auf, dass die Schultern senkrecht über den Ellbogen sind. Richte einatmend den Oberkörper aus der Brustwirbelsäule auf. Lasse alternativ den Kopf nach vorn sinken oder stütze die Stirn auf einem Block ab, um die Nackenmuskulatur zu entlasten. Öffne die Beine hüftbreit oder weiter. Entspanne deine Po- und Beinmuskulatur und lasse dein Gewicht Richtung Boden sinken. Um die Position aufzulösen, komme in die Bauchlage und schaukle sanft mit dem Becken hin und her. Entspanne anschließend in der Kind-Haltung (Seite 19).

Achtung, Baby Bei einem empfindlichen unteren Rücken kannst du die Arme weiter nach vorn schieben. Oder lege dir eine gerollte Decke unter den Brustkorb, um den Druck in der Lendenwirbelsäule zu verringern.

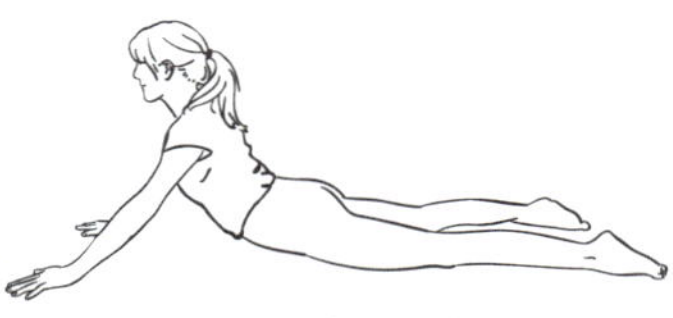

Wenn du sehr flexibel bist, setze deine Hände etwas weiter nach außen, strecke die Arme und schwups, bist du im **Seehund**.

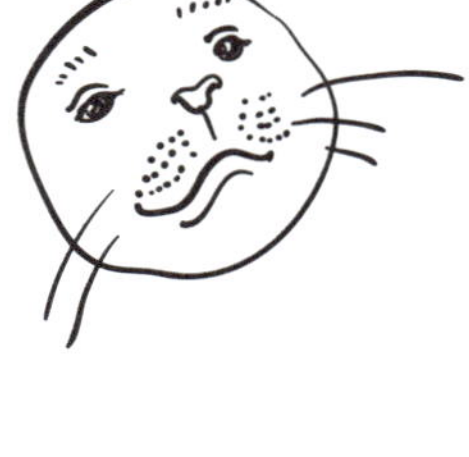

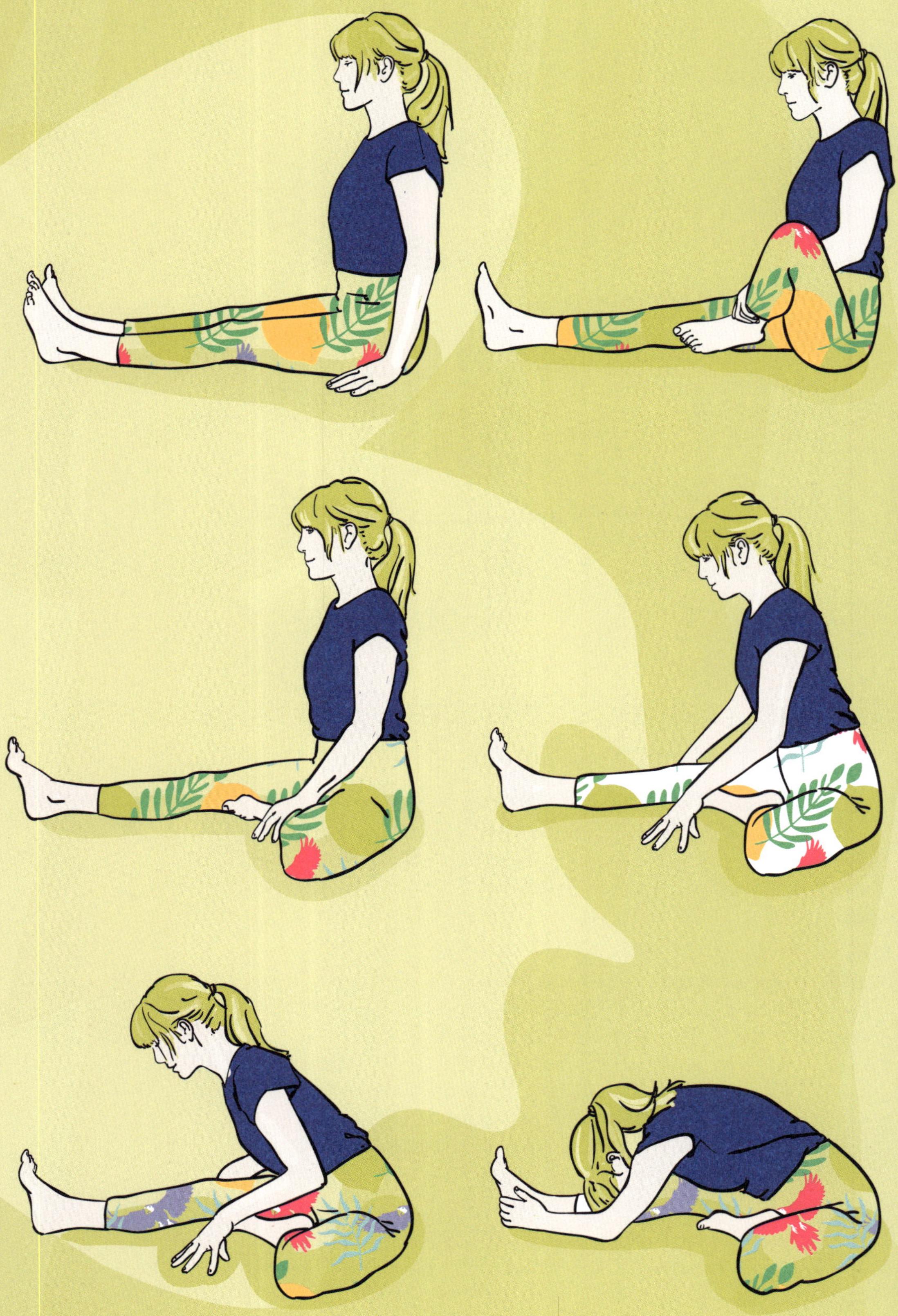

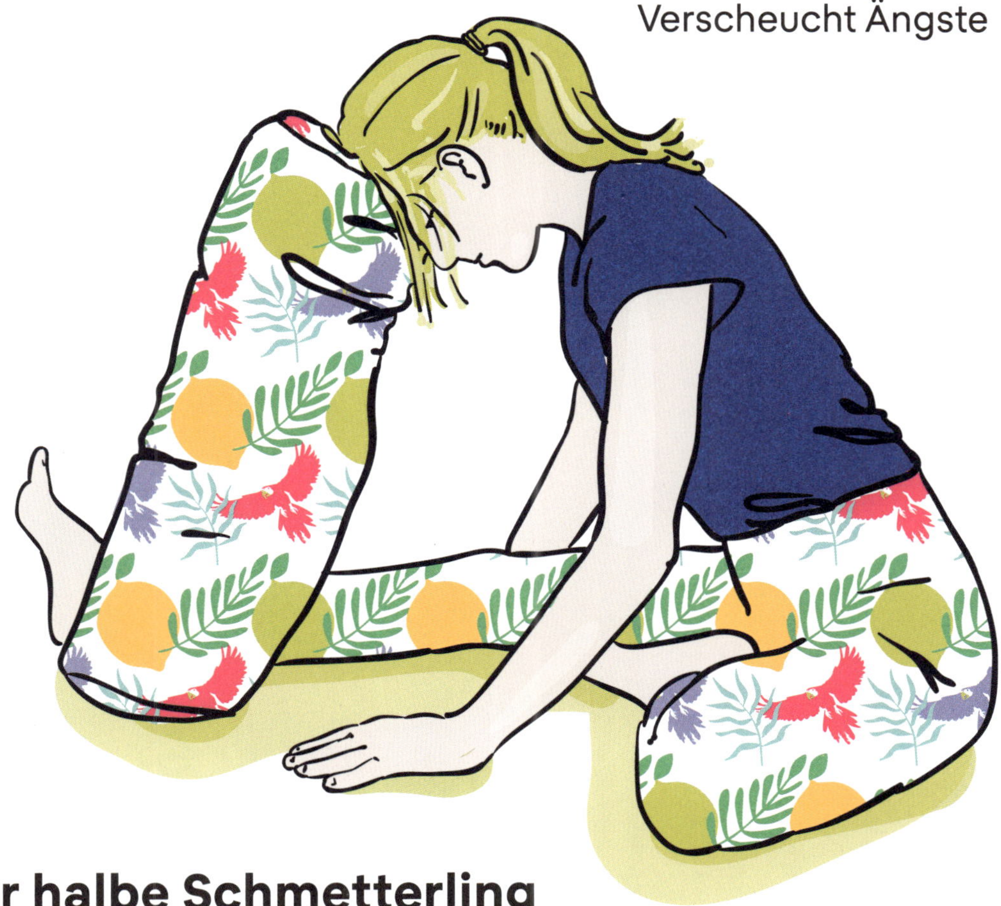

Der halbe Schmetterling
Furchtlos nach vorn sinken

Hier werden Hingabe und Geduld gefordert und gefördert. Lohn der Mühe ist die tiefe Ruhe, die sich mit der Zeit einstellt. Die Position wirkt ausgleichend auf dein Körper- und Nervensystem und spricht Nieren-, Blasen- und Lebermeridian an.

Rein ins Vergnügen Winkle im Sitzen dein linkes Bein an und platziere den Fuß an der Innenseite des rechten Oberschenkels. Richte deine Wirbelsäule lang auf, sodass dein unterer Rücken nicht hinter die Sitzhöcker rutscht. Beuge dich aus der Hüfte mit dem Oberkörper nach vorn und sinke über das ausgestreckte Bein. Setze deine Hände neben der Wade auf oder lasse sie neben deinen Füßen liegen. Stütze eventuell deinen Kopf mit den Händen oder auf einem Bolster ab. Entspanne Nacken- und Schulterbereich. Um aus der Haltung rauszukommen, richte dich langsam auf, spüre nach. Wechsle dann die Seite. Lege dich anschließend in die Rückenlage oder mache ein paar Bewegungen im Scheibenwischer zum Neutralisieren (Seite 22).

Achtung, Baby Setze dich bei Problemen im unteren Rücken und bei Ischiasbeschwerden auf eine Decke. Beuge eventuell das ausgestreckte Bein etwas an oder lege eine gerollte Decke unters Knie.

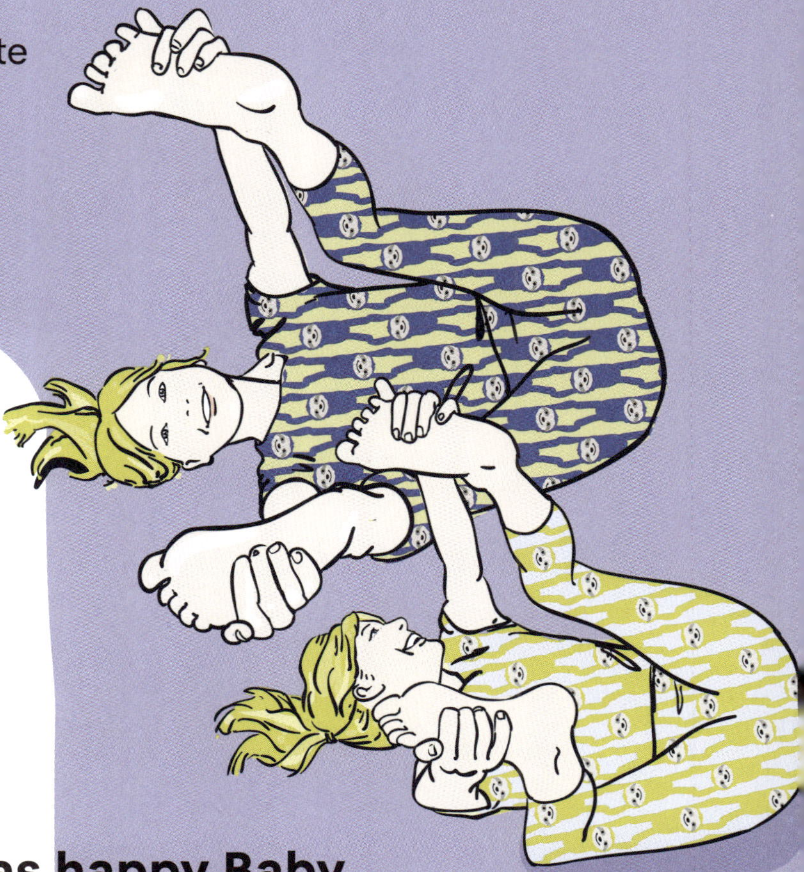

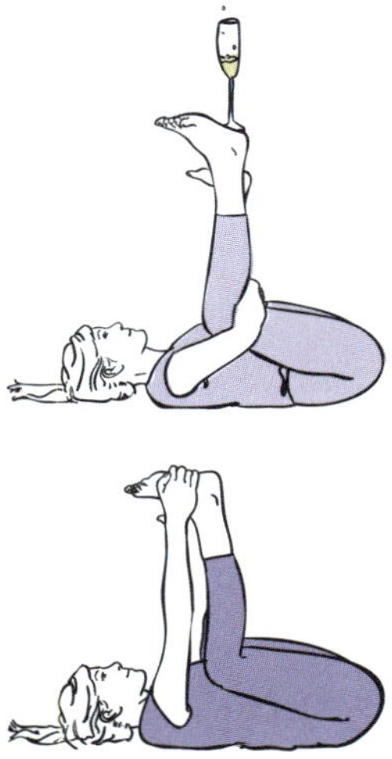

Auf den Füßen sollte man ein Glas (Apfelsaft) abstellen können.

Das happy Baby
Sieht nicht nur lustig aus, macht auch lustig

Mit dieser Haltung bringst du dein inneres Kind zum Schaukeln, öffnest die Hüften und streckst den unteren Rücken herrlich lang. Das Hin- und Herrollen massiert den Lendenwirbelbereich bis hoch zu den Nieren. Und du? Kannst komplett runterfahren und genießt eine Extrarunde Erholung und gute Laune.

Rein ins Vergnügen Winkle in der Rückenlage die Knie an und fasse mit den Händen die Außenkanten der Füße. Strecke die Füße gen Decke und ziehe die gebeugten Knie in Richtung Achselhöhle zu dir heran, sodass die Schienbeine möglichst senkrecht nach oben zeigen. Lasse deinen unteren Rücken schwer in den Boden sinken. Falls du Lust hast, schaukele hin und her, ansonsten bleibe einfach still in der Haltung. Umfasse anschließend die Knie und ziehe sie an die Brust. Strecke die Beine wieder aus und tauche in Savasana ein.

Achtung, Baby Lege dir eine Decke unter den Kopf, um deinen Nacken zu entlasten. Sind die Füße zu weit weg, schlingst du einfach deine Unterarme um deine Kniekehlen. Stelle alternativ den linken Fuß dicht vor der Ferse auf und greife mit der rechten Hand den rechten Fuß. Wechsle dann die Seite.

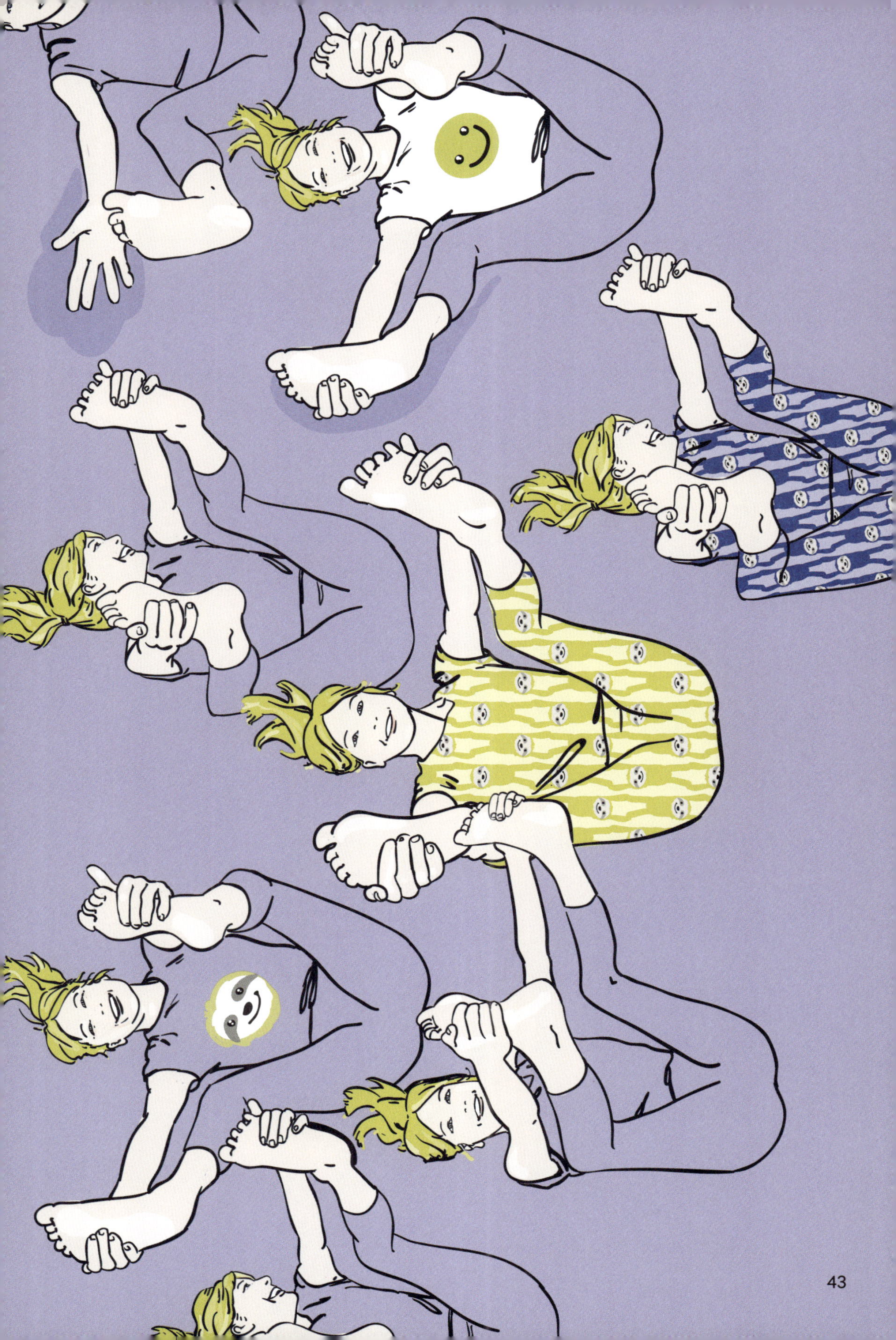

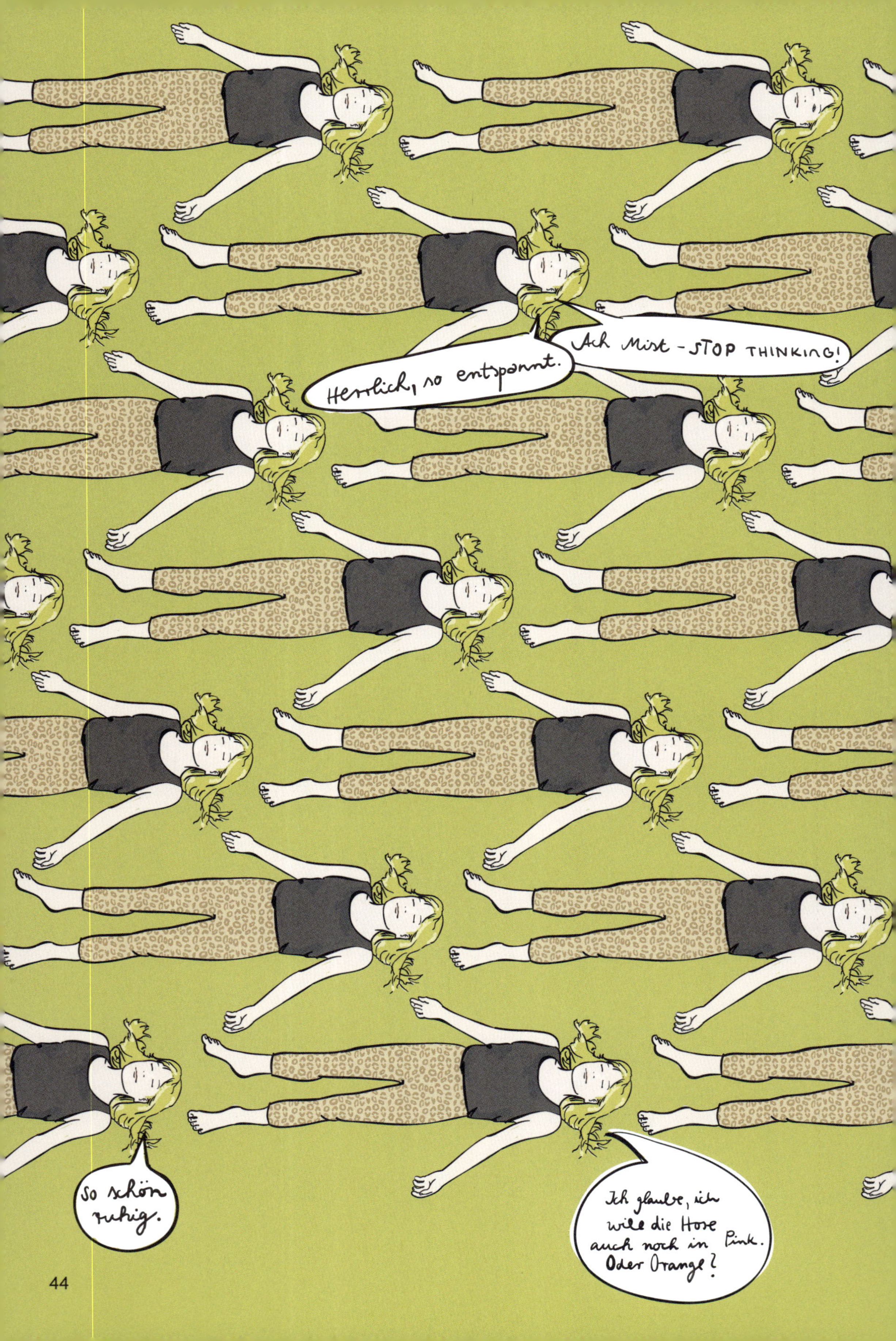
Herrlich, so entspannt.
Ach Mist – STOP THINKING!
So schön ruhig.
Ich glaube, ich will die Hose auch noch in Pink. Oder Orange?

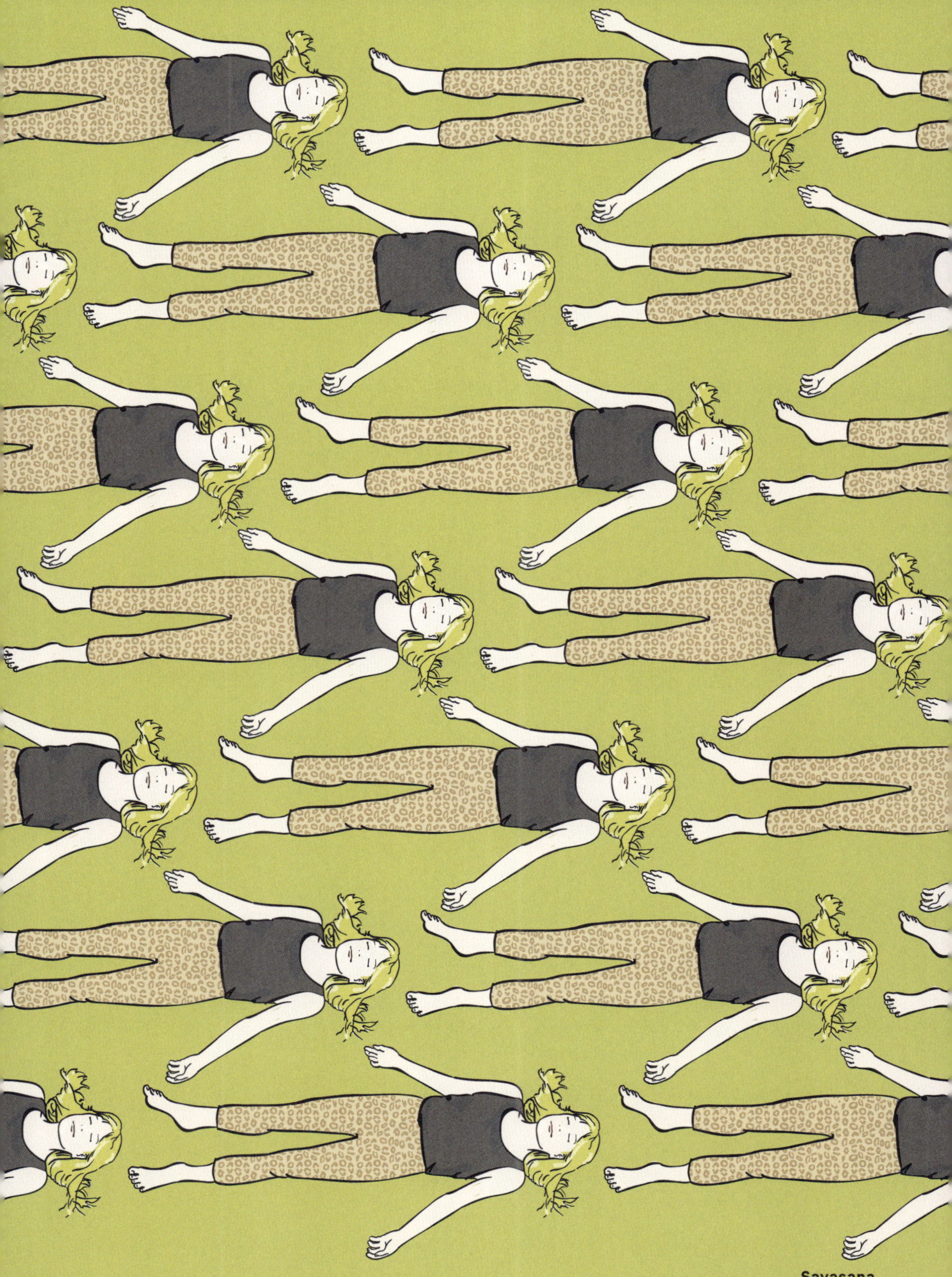

Savasana
Anleitung siehe Seite 28

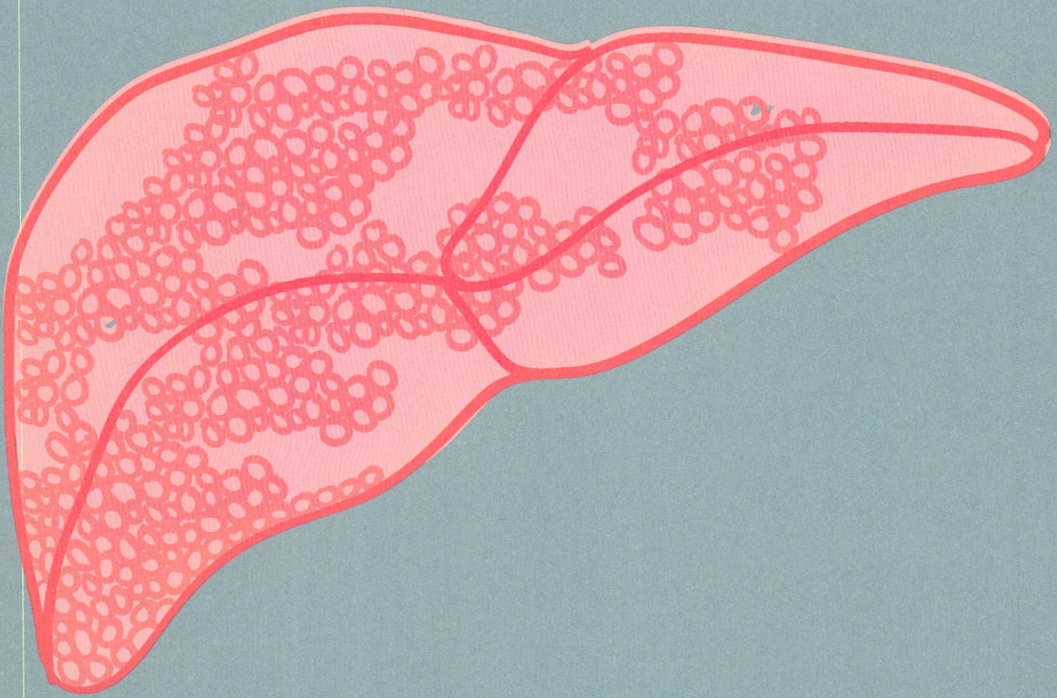

SESSION 2 Leber und Gallenblase

Bezähmt Wut

Hutschnur geplatzt? Brüllen hilft, Yin Yoga auch. Insbesondere die folgenden besänftigenden Übungen.

Der **Gallenblasenmeridian** läuft vom äußeren Augenwinkel im Zickzack um das Ohr herum und an der Seite des Kopfes bis zum Hinterkopf, weiter zum Hals über die Schulter zum Schlüsselbein wieder im Zickzack bis zur Hüfte und entlang der Körperseiten bis zum äußeren Nagelfalz des vierten Zehs.

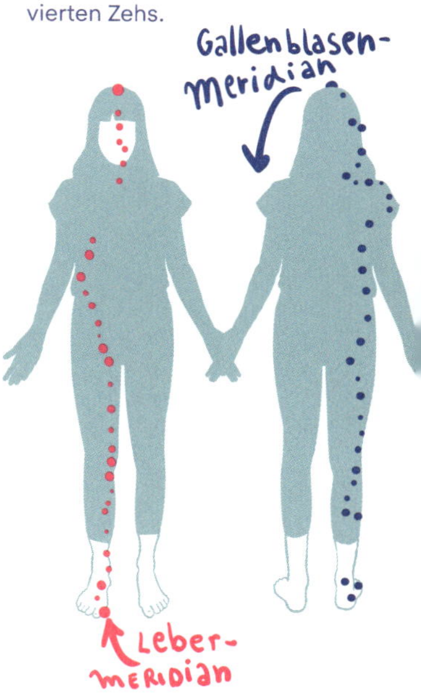

Der **Lebermeridian** beginnt am äußeren Nagelfalz des großen Zehs und fließt oberhalb des Fußgelenks über die Beininnenseite weiter zur Leiste und über den Rumpf hoch bis zur Lunge. Ein tief liegender Ast des Lebermeridians läuft weiter nach oben und über die Kehle um die Lippen bis zu den Augen und zum Schädeldach.

Wut ist eine großartige Sache, die dich darauf aufmerksam macht, dass du nicht auf dich aufgepasst hast und über deine Grenzen gegangen bist. Sie zeigt dir unmissverständlich, wo du dich in deiner Kreativität, deiner Entwicklung und Entfaltung eingeschränkt fühlst. In deiner Wut, deinem Ärger liegt auch bereits die Kraft, die Situation zu verändern. In der chinesischen Medizin kann das Gefühl der Wut mit Stagnation oder Überschuss der Leberenergie zusammenhängen. Schwierigkeiten, sich zu entscheiden, ständig abgelenkt zu sein sowie die Unfähigkeit, Nein zu sagen, können hingegen mit einem Mangel an Leberenergie einhergehen.

Die Leber übernimmt in der TCM eher die nüchterne Rolle des Planers, während die Gallenblase für die Entscheidungskraft und den Elan steht, die eigenen Pläne, Visionen und Ideen umzusetzen. Die Leber hingegen schmeißt den ganzen Laden: Sie ist die größte Drüse des Körpers und funktioniert wie eine kleine Chemiefabrik, die für den harmonischen Energiefluss im Körper und für die Entgiftung zuständig ist. Gemeinsam mit der Gallenblase ist sie unter anderem für die Fettverdauung verantwortlich und steuert die körperliche Aktivität, Flexibilität und Spannkraft von Muskeln, Sehnen und Bändern. Ist dein Leber- und Gallenblasen-Chi ausgewogen, übernimmt das Mitgefühl das Steuer. Verständnis mit sich und anderen zu haben statt auf alle und sich selbst sauer zu sein – besonders, wenn es nicht so läuft wie geplant, heißt es nachgeben und sich locker machen. Widerstände ziehen lassen, neue Lösungen finden und offen für Veränderungen sein – vollständig selbstbestimmt natürlich. Nimm die Dinge, wie sie sind, statt mit dem Kopf durch die Wand zu wollen.

Leber und Gallenblase lieben regelmäßige, moderate Bewegung, auch lange Spaziergänge gehören dazu. Ausreichend Pausen, genug Schlaf sowie eine gewisse Regelmäßigkeit in deinem Tagesablauf sind gut für die Leber. Exzesse und wilde Ausschweifungen bedeuten hingegen für die Leber Überstunden, und die mag sie nicht.

Hüftöffner, Seitbeugen und Drehungen wirken insbesondere auf die Meridiane von Leber und Gallenblase. Bist du extrem wütend und geladen, tut Bewegung oft besonders gut. Laufe, tanze oder starte mit der Schüttelübung (folgende Seite), bevor du dich in die ruhigen Yin-Haltungen sinken lässt oder dich in einer Meditation versuchst.

Die Schüttelübung
Wa-wa-wackel doch mal!

Du kannst dich vor oder nach deiner Yin-Praxis ordentlich durchschütteln oder wann immer dir danach ist. Klappt auch super mit Musik!

Ordentlich durchschütteln statt innerlich durchdrehen. Wirf wackelnderweise alle Wut und Müdigkeit von dir ab: Die Schüttelübung ist ideal, wenn dir jeglicher Schwung abhandengekommen ist, dich alles in den Wahnsinn treibt und dir auf die Nerven geht. Der absolute Energiebooster, der mentale und körperliche Anspannungen auflösen kann.

Rein ins Vergnügen Stell dich mit hüftweit geöffneten Füßen hin und schließe deine Augen. Beginne langsam, deine Beine und Arme sachte zu schütteln, und dehne die Bewegung nach und nach auf den gesamten Körper aus. Du kannst ganz sanfte Schüttelbewegungen machen oder dich immer wilder und kraftvoller bewegen, wie es dir gefällt. Lass alles, was dich nervt und bedrückt, von dir abfallen. Schüttle mindestens 3 Minuten, gern auch 15 Minuten oder länger. Spüre anschließend im Stand nach, wie sich die Energie in dir ausbreitet und Enge, Ärger, Wut und Müdigkeit von dir abfallen. Gönne dir anschließend ein Mini-Savasana (Seite 28).

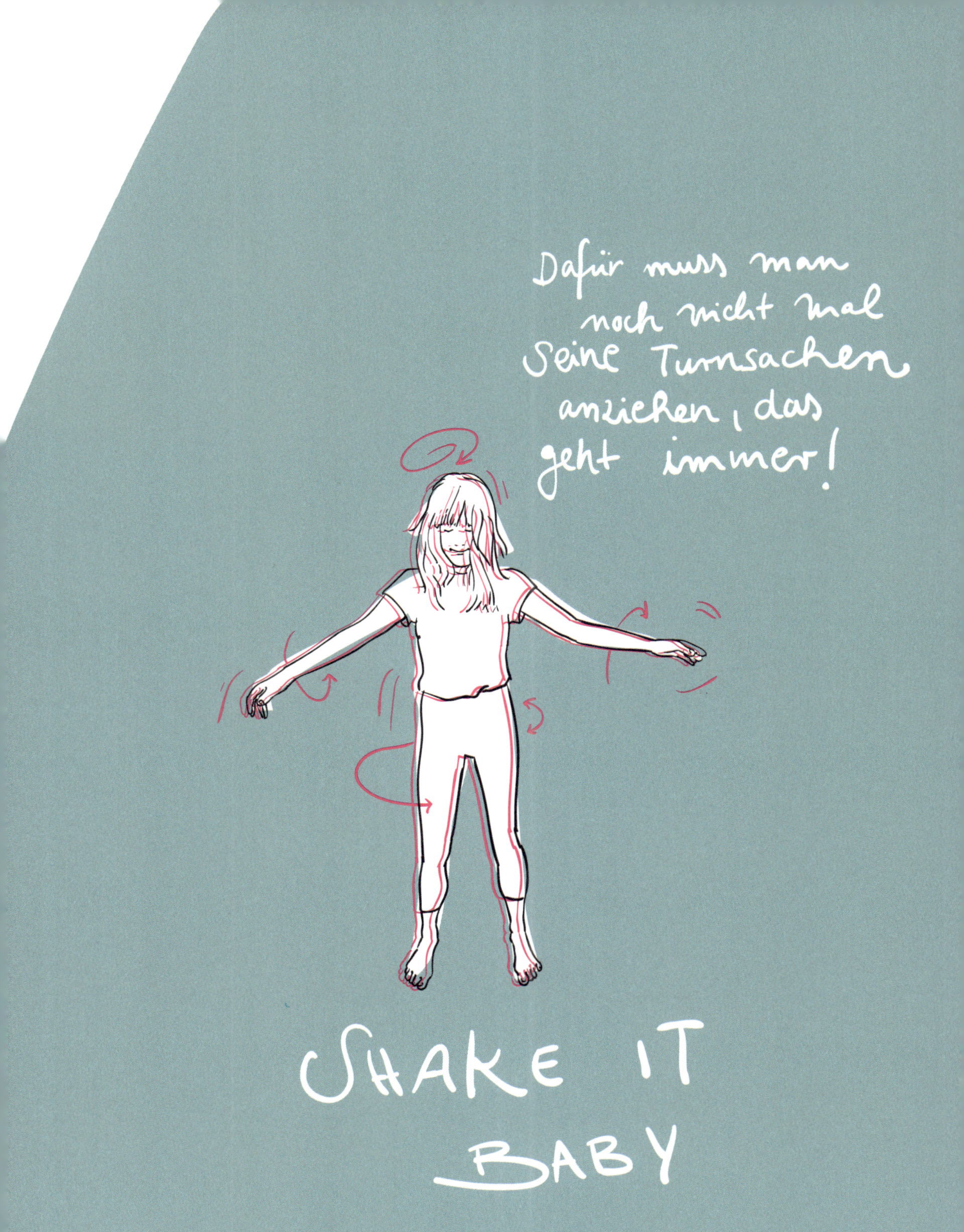
Dafür muss man noch nicht mal seine Turnsachen anziehen, das geht immer!
SHAKE IT BABY

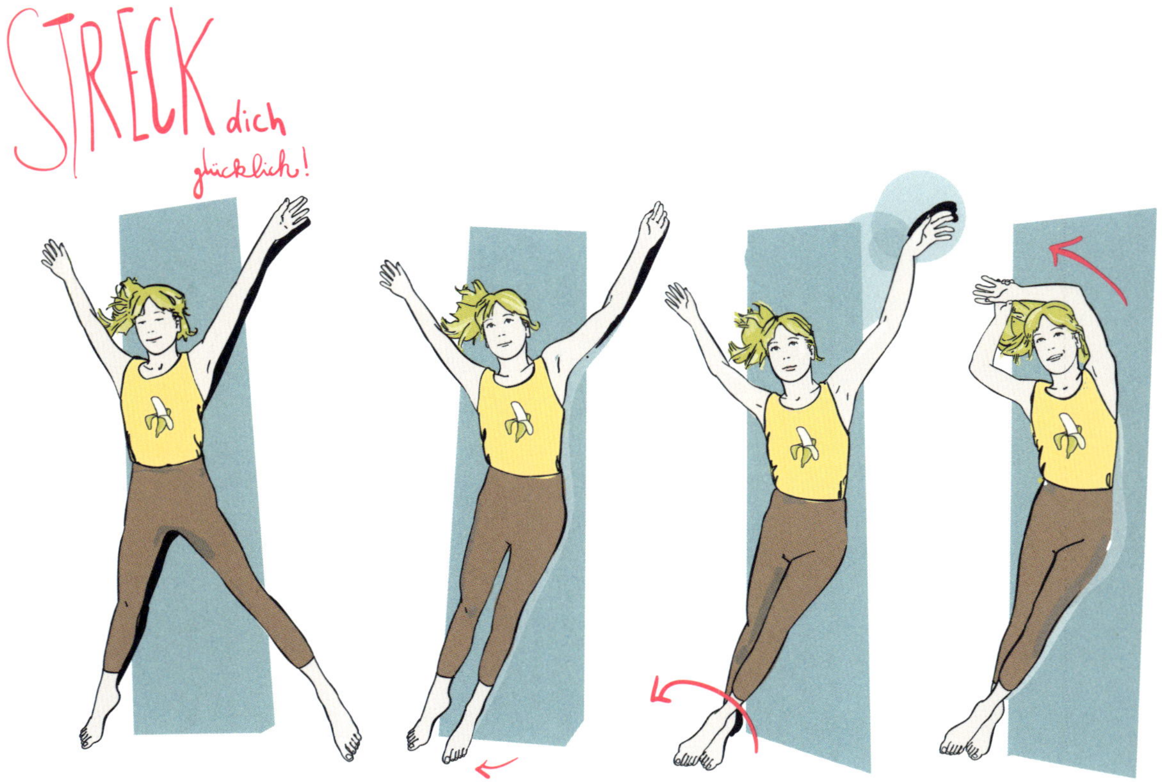

Die Banane
Legal egal

Mutig in die Freiheit hineinstrecken: Durch das Langziehen deiner Flanken entsteht auf einer Seite enorm viel Platz im Brustkorb, während die andere Seite leicht gestaucht wird. Du dehnst somit deine Rippen- und schräge Bauchmuskulatur und verpasst deinen Organen durch den Seitenwechsel eine leichte Massage, was deinem Stoffwechsel und der Lunge besonders gut gefällt. Es entsteht neuer Raum – für deinen Atem, aber auch für Herz und Kopf.

Rein ins Vergnügen Strecke in der Rückenlage deine Arme lang über den Kopf am Boden aus. Öffne Arme und Beine mattenweit, sodass du von oben aussiehst wie ein X. Ziehe den rechten Fuß neben den linken oder überkreuze deine Fußgelenke, das Becken bleibt am Boden. Greife mit der linken Hand dein rechtes Handgelenk und neige deinen Oberkörper sanft nach links, um deine gesamte rechte Körperseite zu öffnen. Halte mit den Armen dabei Kontakt zum Boden. Falls dir der Griff zu eng wird, löse ihn auf und lasse deine Arme einfach im passenden Winkel am Boden liegen. Spüre anschließend als liegendes X in der Rückenlage nach. Wechsle dann die Seite.

Achtung, Baby Lege dir eine Decke unter den Rücken oder unter die Arme, falls diese nicht auf dem Boden aufliegen. Strecke alternativ die Arme auf Schulterhöhe zu beiden Seiten aus oder winkle sie seitlich an.

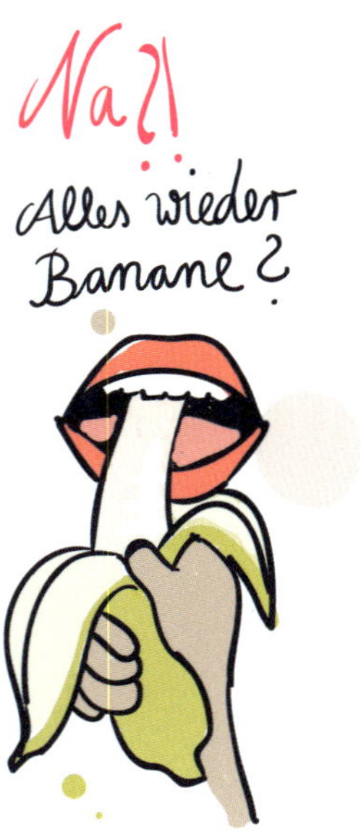

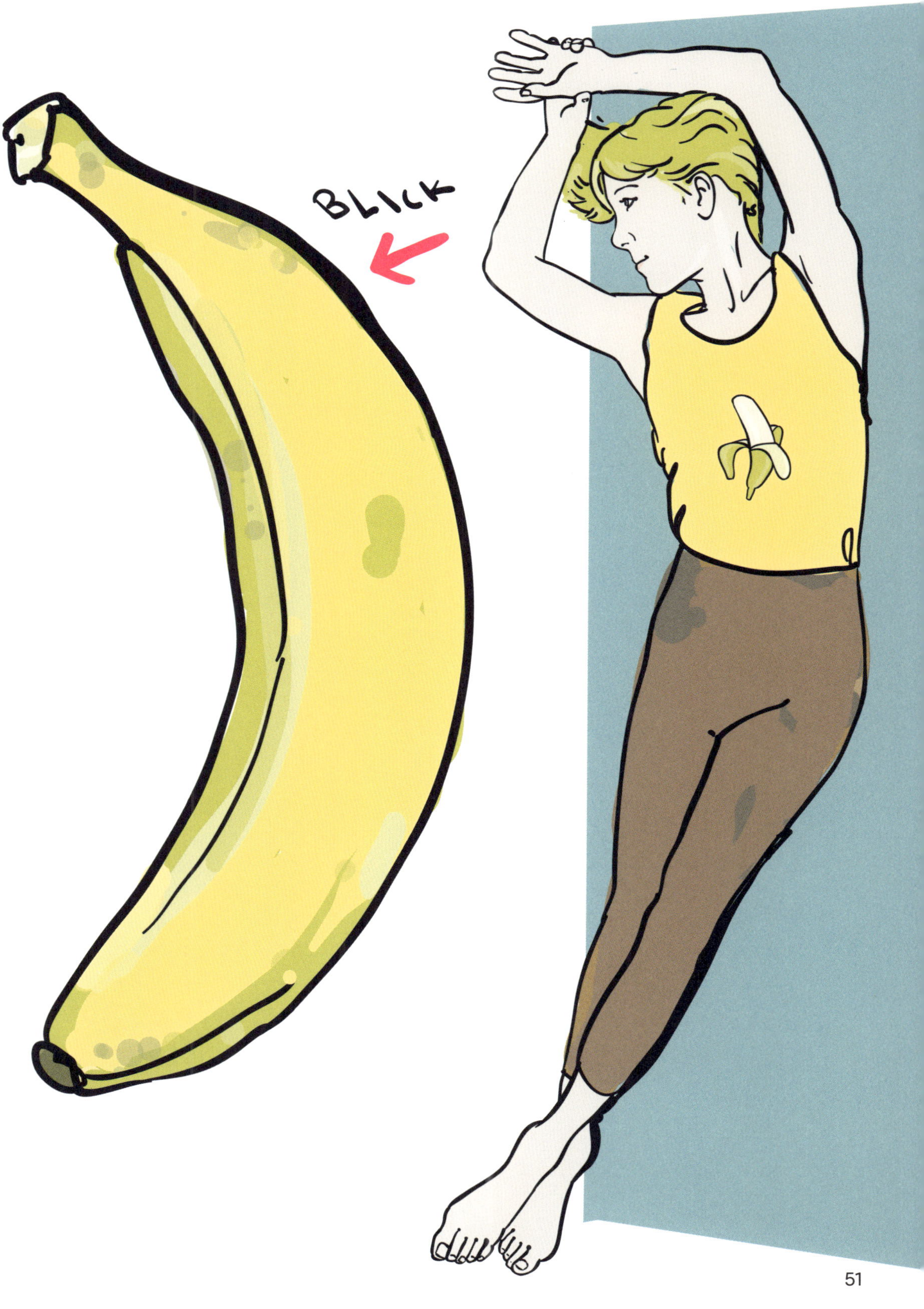
BLICK

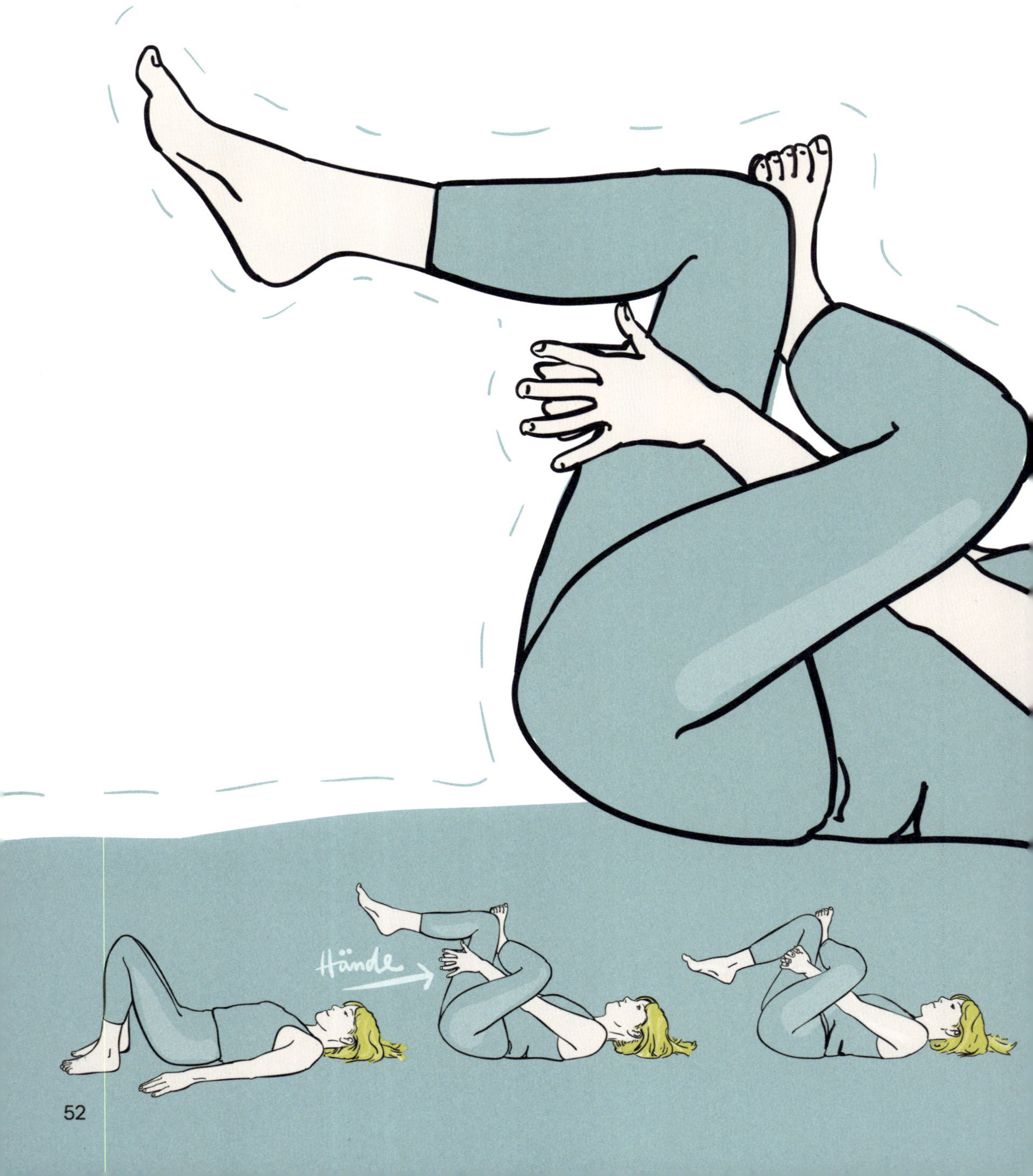
Hände

Das Nadelöhr
Entspannt eingefädelt

Schluss mit der Unentschlossenheit! Nimm deine Gefühle und Entscheidungen in die eigene Hand. Trau dich, ergreife die Initiative! Fürs Erste reicht der Griff um eins deiner Beine: Das Nadelöhr spricht vor allem die Beinaußenseite, die Hüften und die tiefe Pomuskulatur des angewinkelten Beins an, was extrem erholsam für den unteren Rücken sein kann.

Rein ins Vergnügen Lege dich auf den Rücken und stelle beide Füße dicht am Po auf. Hebe dein linkes Bein an und kreuze mit dem linken Fußgelenk deinen rechten Oberschenkel. Umfasse mit beiden Händen den rechten Oberschenkel oder das Schienbein. Ziehe das rechte Bein zu dir heran, während du das linke Knie von dir wegschiebst. Lasse Schultern und Kopf entspannt am Boden liegen. Löse anschließend zuerst die Hände vom Bein und stelle die Füße wieder auf. Strecke die Beine aus und spüre einen Moment nach, bevor du die Seite wechselst.

Achtung, Baby Statt Schienbein oder Oberschenkel zu umfassen, kannst du auch den rechten Fuß aufstellen und dein linkes Fußgelenk auf dem rechten Oberschenkel ablegen. Lasse in dieser Variante die Arme am Boden. Bei Stress im Nacken lege dir eine Decke unter den Kopf.

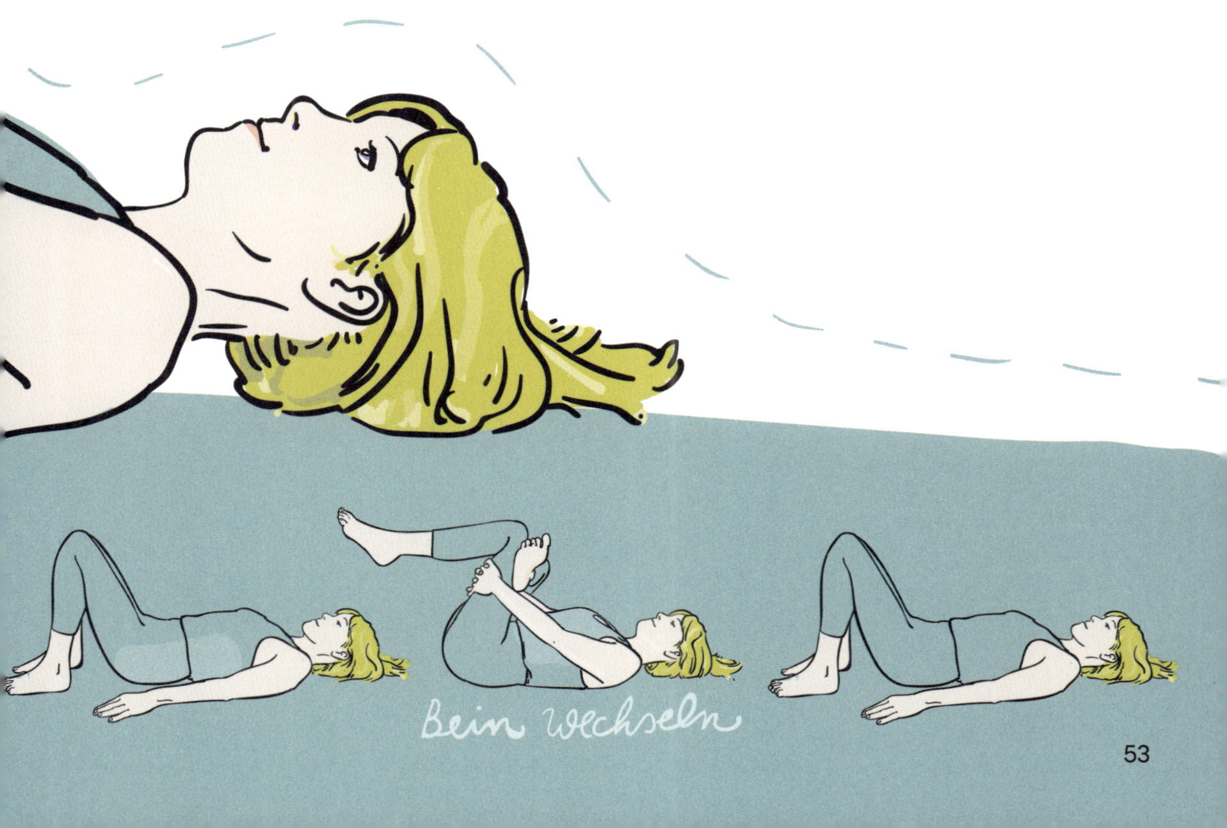

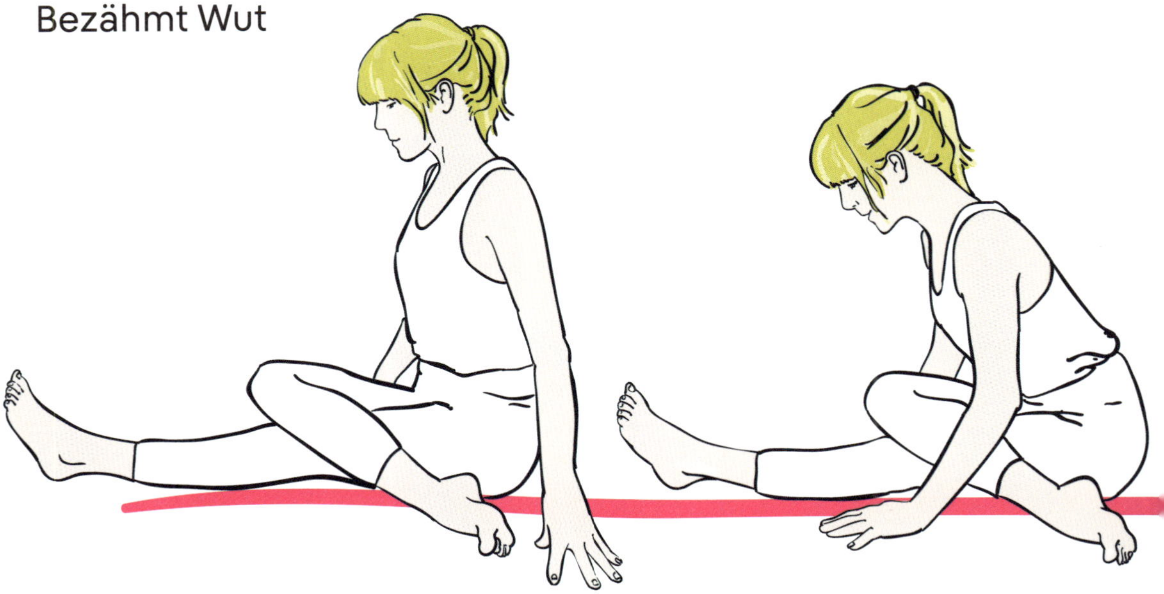

Das halbe Kuhgesicht
Das kuht gut

Abgesehen von der Haltung selbst kratzt dich, sobald du drin bist, einfach gar nichts mehr, auch keine kitzelnde Kuhzunge an deiner Fußsohle. Im halben Schnürsenkel, wie die Haltung im Yin Yoga auch genannt wird, dehnst du, neben den äußeren Hüftmuskeln, auch die tiefe Pomuskulatur, die Rückseite des ausgestreckten Beins und deine Rückenstrecker. Emotionale Anspannungen lösen sich, dein Fokus richtet sich nach innen, dein Selbstvertrauen wächst.

Bei sehr offenen Hüften kannst du zusätzlich das untere Bein anwinkeln und beide Knie übereinanderstapeln. Et voilà, fertig ist der ganze Schnürsenkel. In anderen Yogastilen ist die Haltung auch als **Kuhgesicht**, Gomukhasana, bekannt.

Rein ins Vergnügen Strecke im Sitzen beide Beine lang aus. Kreuze jetzt das rechte Knie über das linke, sodass der Fuß außen neben dem Oberschenkel liegt und deine Knie übereinandergestapelt sind. Beuge dich langsam aus der Hüfte nach vorn. Achte darauf, nicht hinter die Sitzhöcker zu rutschen. Unterstütze deinen Kopf mit einem Bolster oder deinen Händen. Falls die Kniekehle beim Ausstrecken des Beins zwickt, lege eine gerollte Decke oder eine dicke zusammengerollte Socke darunter. Richte dich zum Abschluss langsam auf. Bleibe einige Atemzüge mit ausgestreckten Beinen aufrecht sitzen, bevor du die Seite wechselst. Übe anschließend den Scheibenwischer (Seite 22) oder lege dich entspannt auf den Rücken.

Achtung, Baby Setze dich bei Rücken- und Ischiasproblemen auf eine gefaltete Decke. Halte den Rücken gerade und bleibe aufrecht sitzen, statt dich rund nach vorn zu beugen.

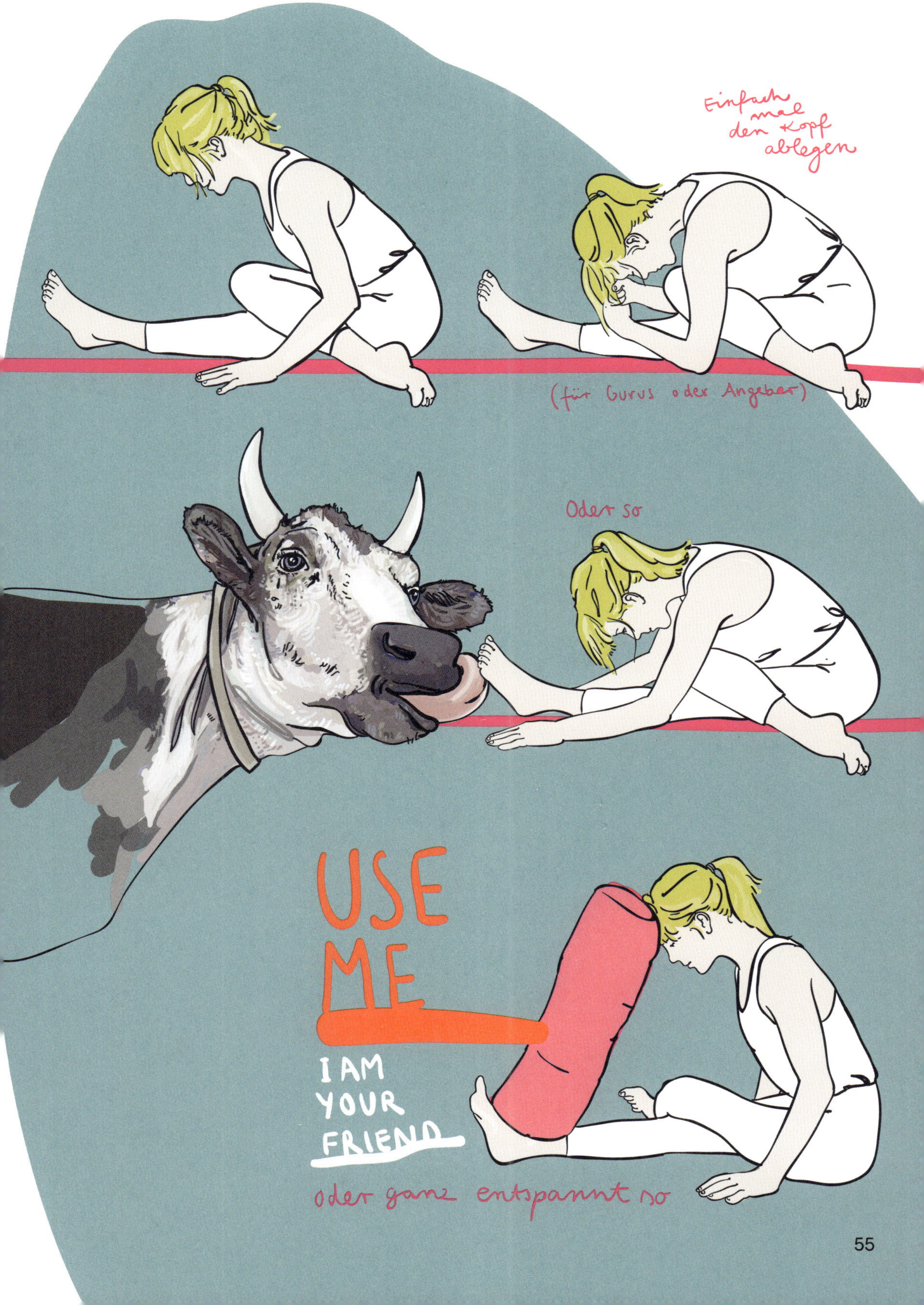
Einfach mal den Kopf ablegen
(für Gurus oder Angeber)
Oder so
USE ME
I AM YOUR FRIEND
oder ganz entspannt so

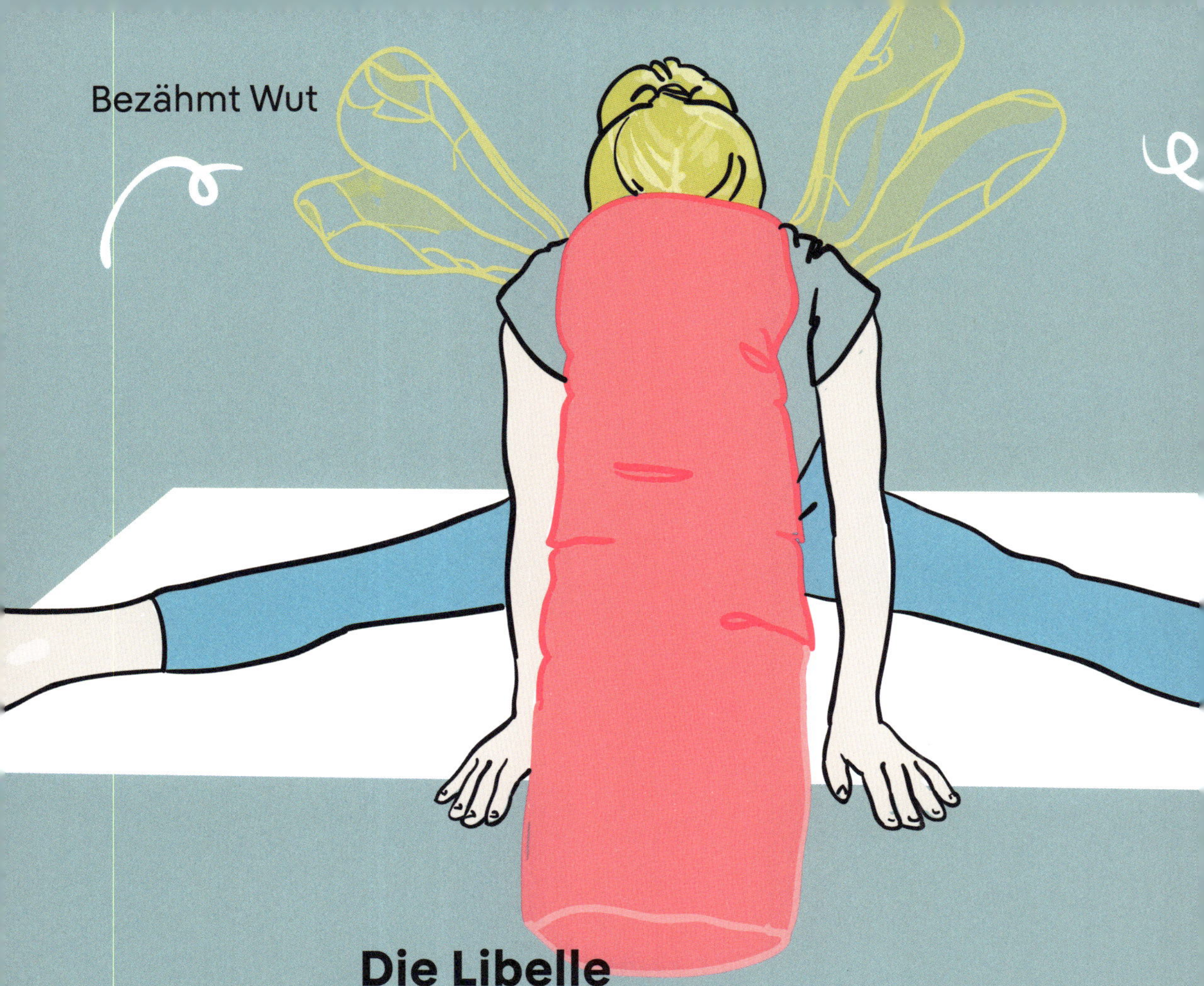

Die Libelle
Wie soll man dabei noch wütend sein?

Mehr Hingabe geht nicht: In der Libelle öffnest du die Hüften und Leisten, dehnst die Innen- und Außenseiten der Oberschenkel und die Kniekehlen. Eine Wohltat für deine Unterleibsorgane und die Lendenwirbelsäule und vor allem: für dich.

Bei **Knieproblemen** bringe deine Beine dichter zusammen oder lege eine gerollte Decke unter die Kniekehlen.

Rein ins Vergnügen Strecke beide Beine lang zu beiden Seiten in eine Grätsche aus und setze deine Hände neben deinen Hüften auf. Öffne die Beine nur so weit, dass du aufrecht sitzen kannst, oder beuge die Knie etwas an. Neige den Oberkörper nach vorn und sinke langsam Richtung Boden. Stütze gegebenenfalls deinen Kopf auf einem Bolster ab, setze deine Hände auf oder lege deine Unterarme ab. Um aus der Haltung rauszukommen, richte dich langsam wieder auf, beuge langsam die Knie an und stelle deine Füße mattenweit auf. Schließe den Scheibenwischer (folgende Übung) an. Entspanne danach in Rückenlage.

Achtung, Baby Achte bei Rückenproblemen darauf, nicht hinter die Sitzhöcker zu rutschen, halte den Rücken gerade, setze dich auf eine Decke und beuge gegebenenfalls deine Knie etwas an.

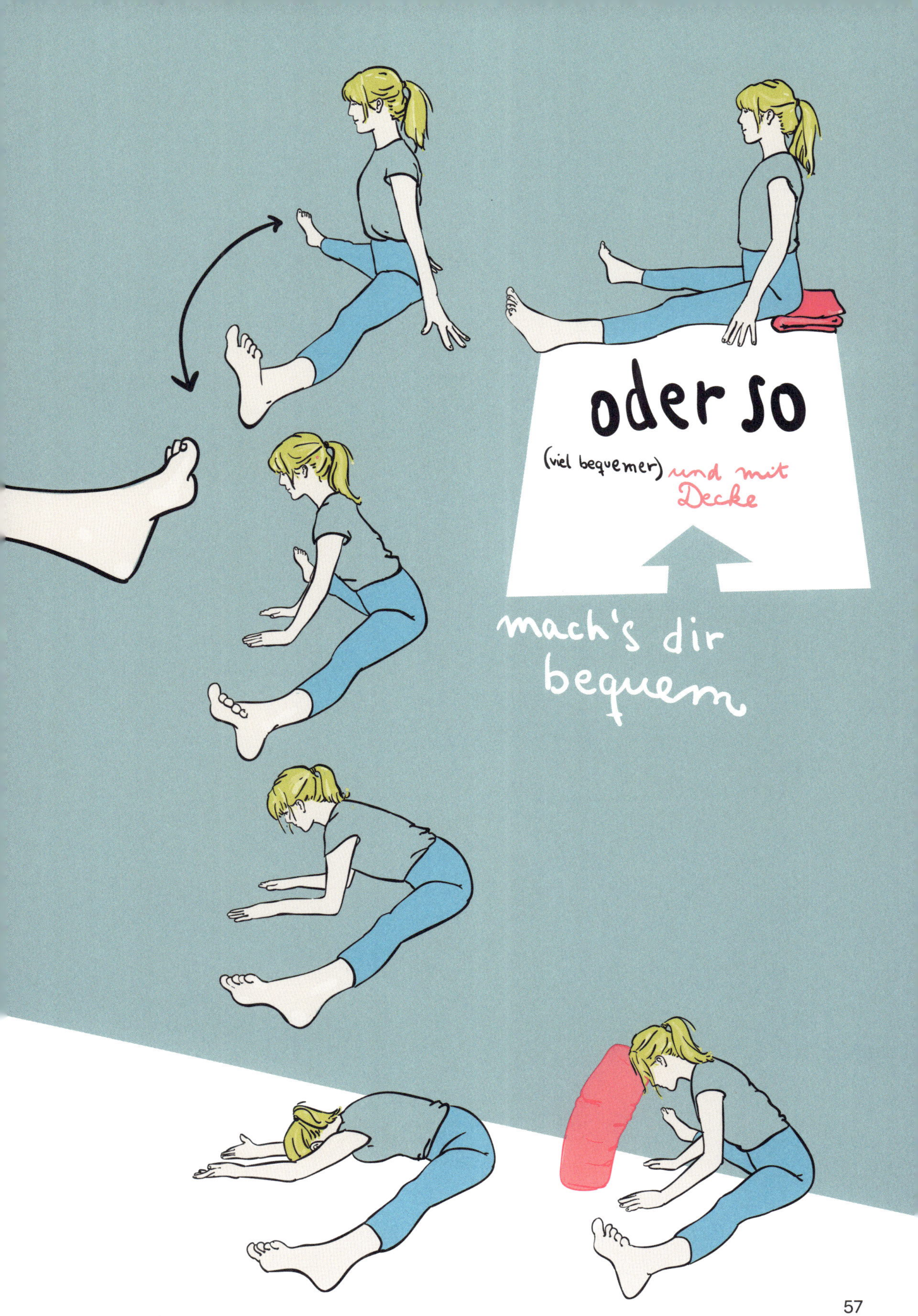
oder so
(viel bequemer) und mit Decke
mach's dir bequem

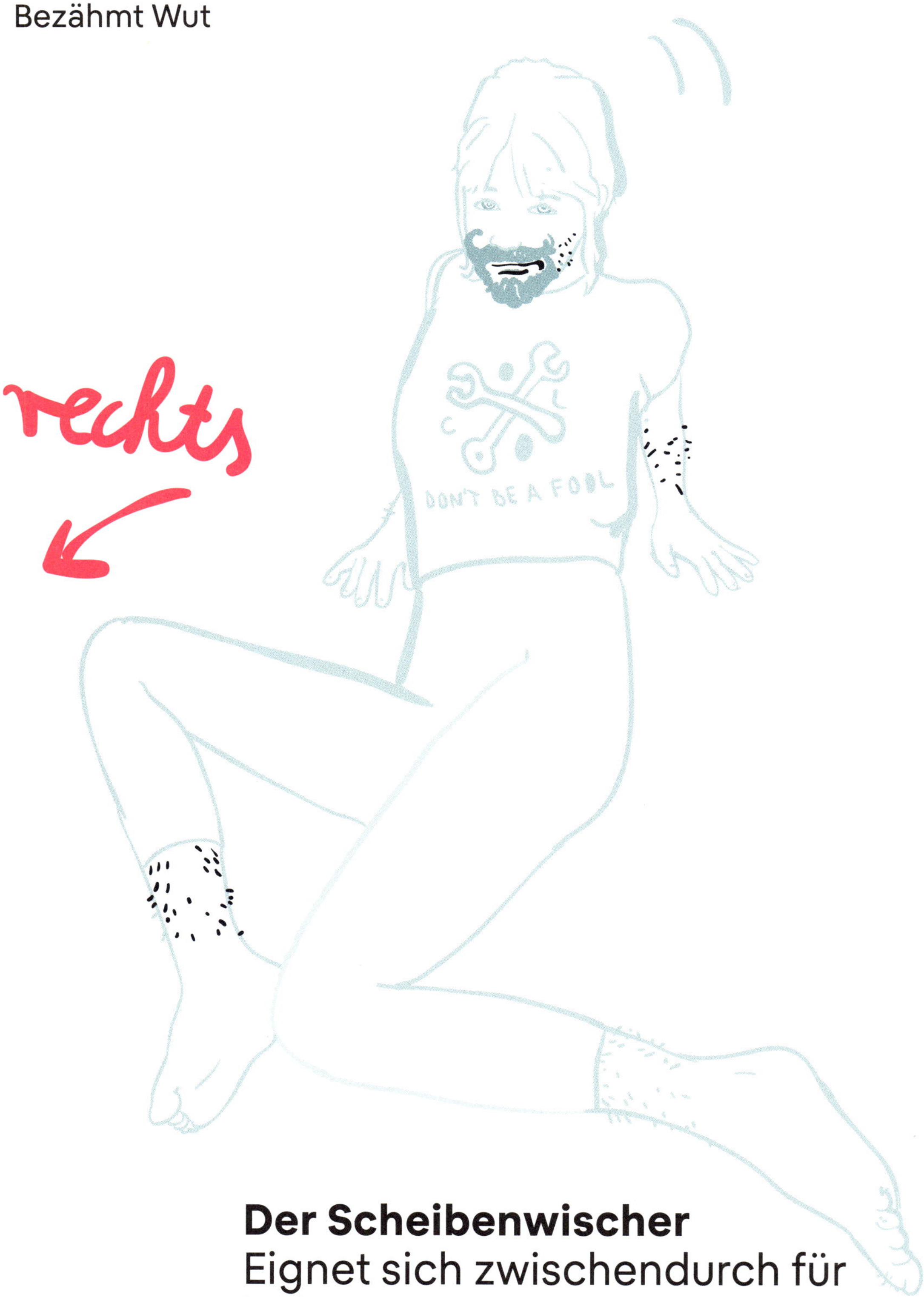

Der Scheibenwischer
Eignet sich zwischendurch für jedermann

Die Anleitung findest du auf Seite 22.

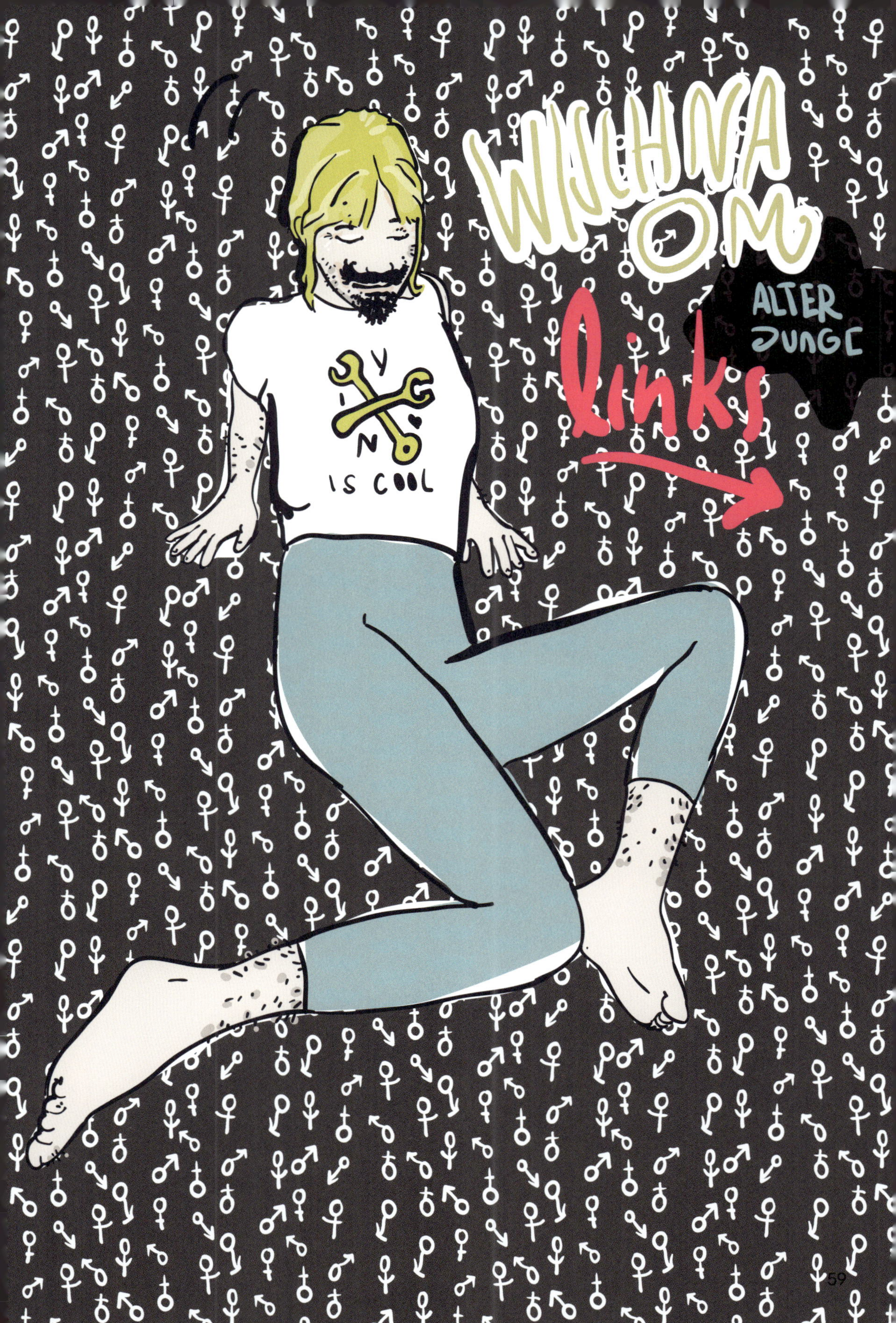
WICHNA OM
ALTER JUNGE
links
IS COOL

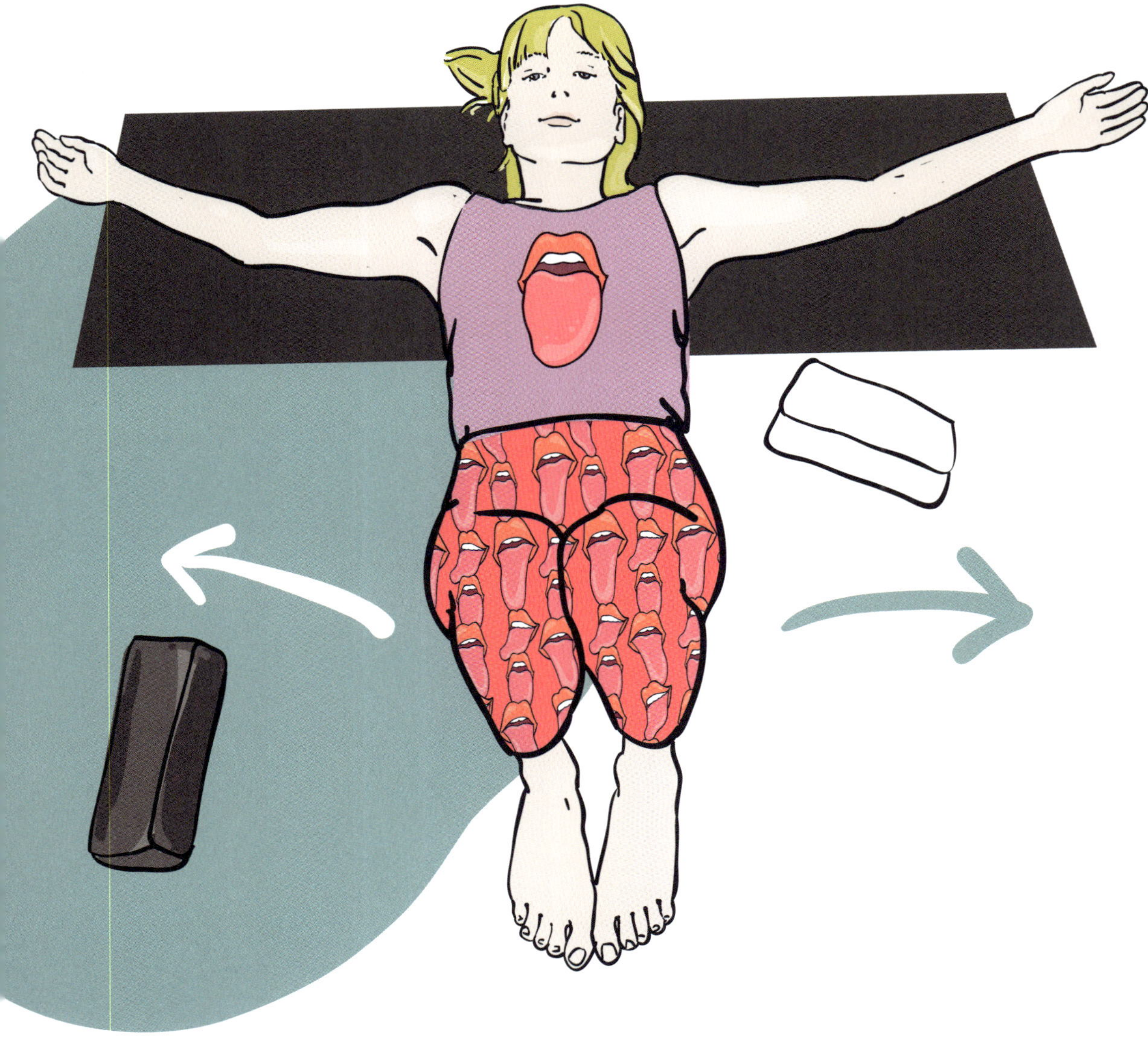

Die perfekte Übung zum **Runterkommen**, falls dir nach einem langen Tag noch die Anspannung in den Knochen steckt.

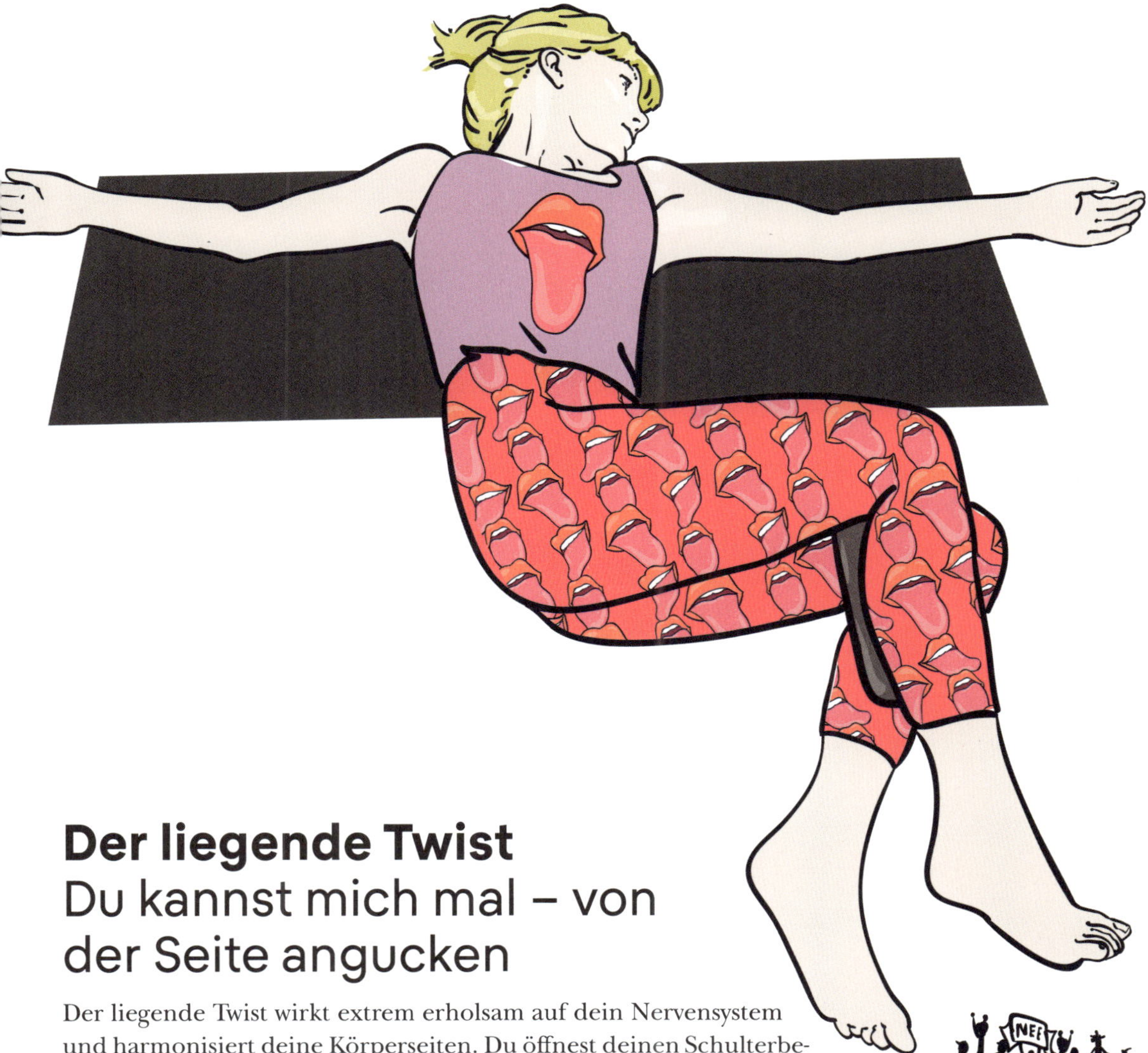

Der liegende Twist
Du kannst mich mal – von der Seite angucken

Der liegende Twist wirkt extrem erholsam auf dein Nervensystem und harmonisiert deine Körperseiten. Du öffnest deinen Schulterbereich und löst Anspannungen entlang der Wirbelsäule.

Rein ins Vergnügen Winkle in der Rückenlage beide Beine an und ziehe sie zum Brustkorb. Strecke die Arme zu beiden Seiten aus. Lasse die Knie links zum Boden sinken. Lege den Kopf so ab, wie es sich für deinen Nacken am besten anfühlt. Die Schulterblätter sinken in den Boden. Lege dir eine Decke oder ein Bolster zwischen oder unter beide Beine, um die Muskulatur im oberen Bein zu entlasten. Unterstütze auch deine Schultern oder Arme mit einer Decke, falls deine Arme in der Luft hängen. Richte einatmend beide Beine zurück zur Mitte auf. Stelle die Füße mattenweit auf und lege die Knie aneinander. Lege eine kurze Pause ein und wechsle dann die Seite. Ziehe anschließend die Knie an den Brustkorb und schaukle sanft hin und her.

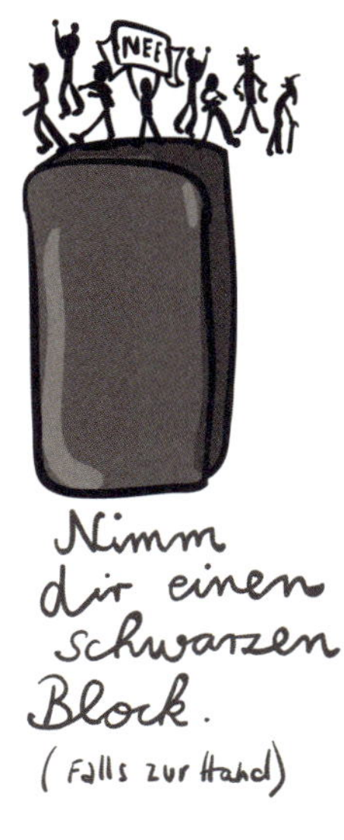

Achtung, Baby Bei Rückenproblemen begib dich langsam in die Position. Bei Stress im Nacken kannst du dir eine Decke unter den Kopf legen.

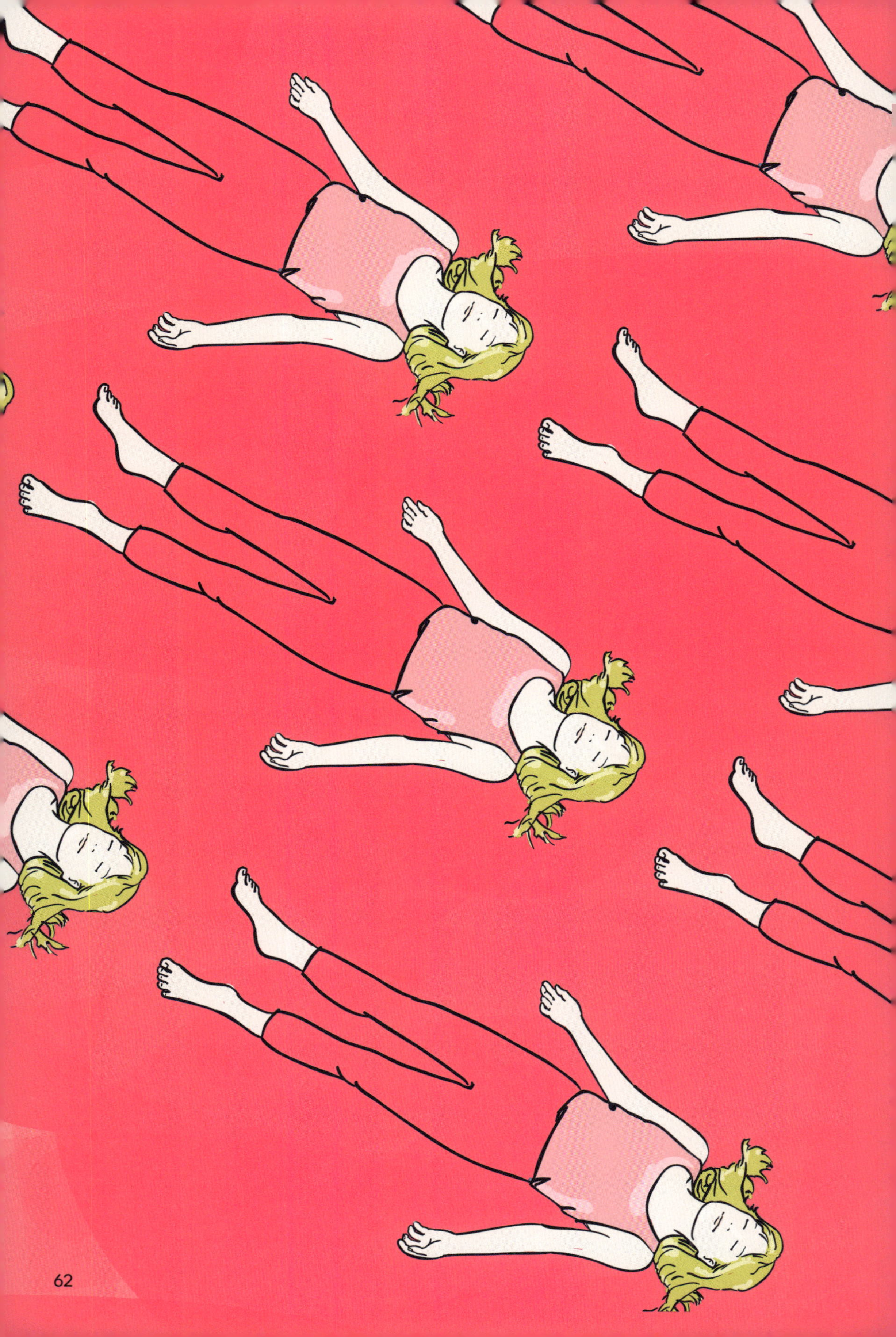

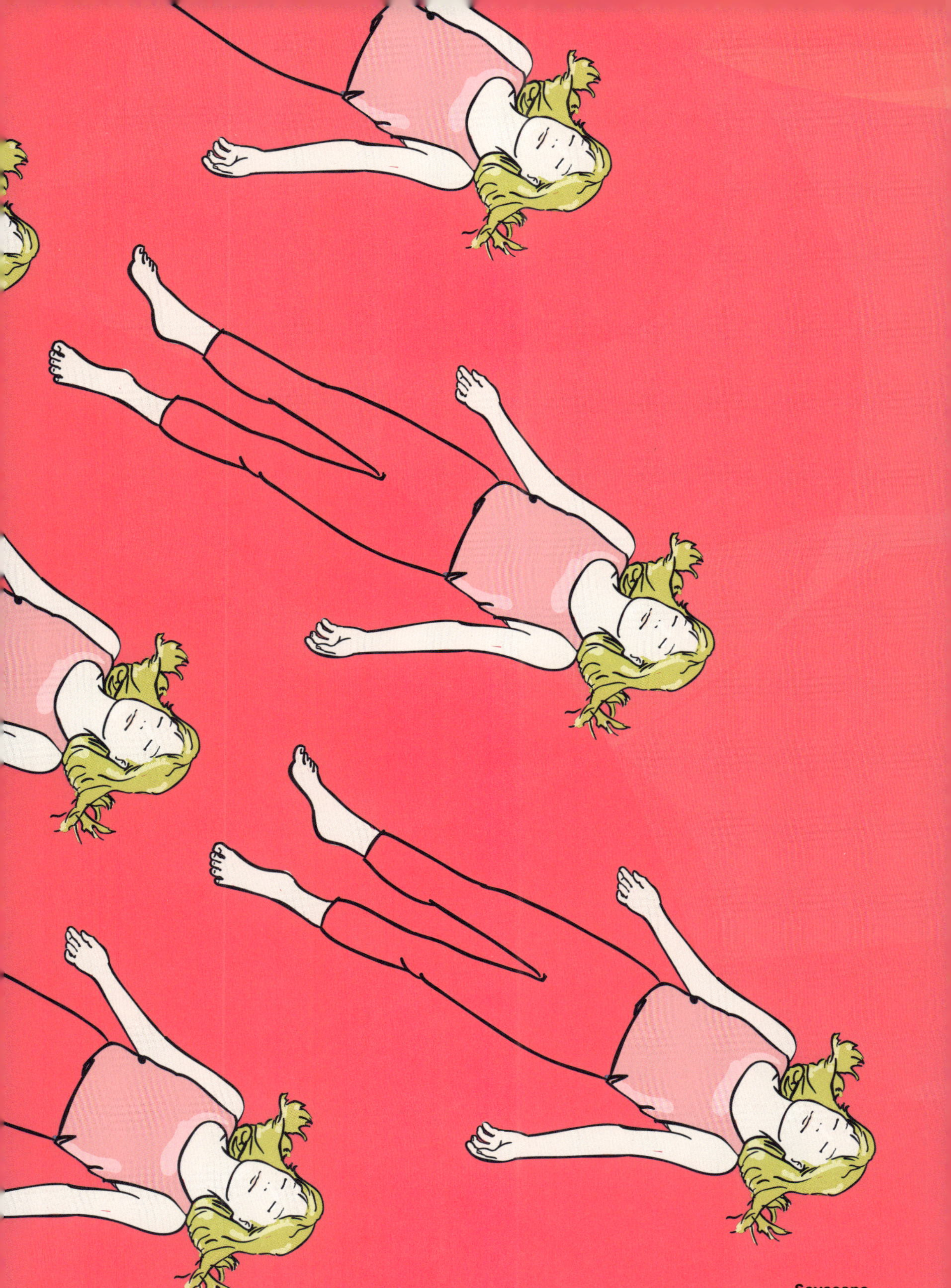

Savasana
Anleitung siehe Seite 28

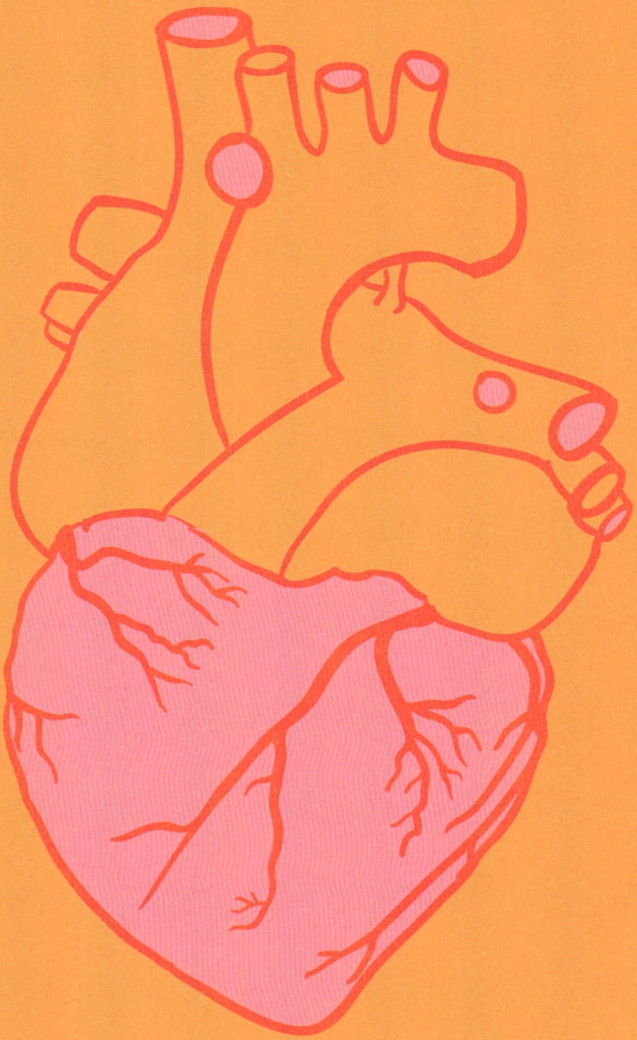

SESSION 3 Herz und Dünndarm

Schenkt Freude

Mit Herzöffnern und Drehungen holst du dir die gute Laune zurück.

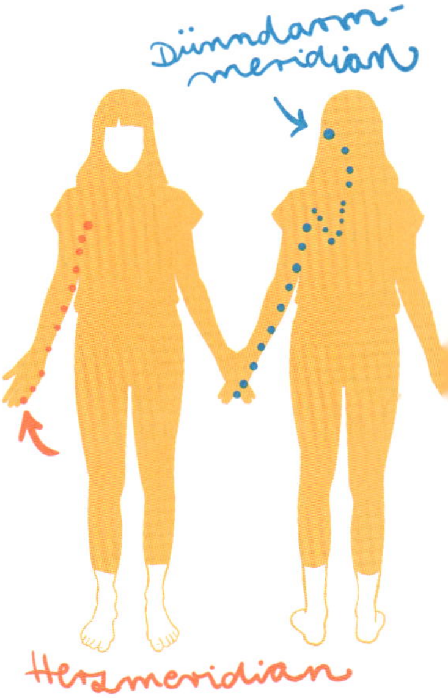

Ein innerliches Jauchzen und Jubeln, eine unbändige Freude und eine tiefe Zufriedenheit, die bis in die kleinste Zelle deines Wesens spürbar sind, stehen für ein ausgewogenes Herz- und Dünndarm-Chi. Du bist voller Begeisterung, kommunikativ und sprühst vor Lebensfreude – unabhängig von den Herausforderungen, die das Leben dir gerade vor die Füße weht. Kombiniert mit einem klaren Blick aufs Wesentliche, einer guten Auffassungsgabe und dem Talent, deine Bedürfnisse zu erkennen und zu formulieren. Anderen gegenüber bist du großzügig und zugewandt. Kurz: Du bist mit dir und dem Leben auf allen Ebenen verbunden.

In der chinesischen Tradition gilt das Herz als wichtigstes Organ, das Blutdruck, Blutzirkulation, Herzschlag und alle anderen Körperfunktionen steuert. Es fühlt und regiert alle Emotionen, ist für den Lebensrhythmus verantwortlich und Sitz des Bewusstseins. Es reguliert über die Verbindung zur Zunge auch deinen Ausdruck, deine Sprache und sorgt für eine verständliche Kommunikation. Der Dünndarm sortiert die bereits verarbeitete Nahrung in verwertbare und unbrauchbare Bestandteile und steht für die Fähigkeit, klar zwischen »wichtig« und »unwichtig« unterscheiden zu können. Extra Support bekommen die zwei vom Perikard (Herzbeutel), der das Herz umhüllt und beschützt, und vom Dreifachen Erwärmer, der den Energieausgleich zwischen Brust, Bauch und Beckenbereich koordiniert und kontrolliert.

Gerät die Herz- und Dünndarmenergie aus dem Gleichgewicht, beispielsweise durch zu viel Stress, kann dir die Freude jedoch schnell abhandenkommen. Nervosität, Hektik und Rastlosigkeit, aber auch emotionale Schwankungen, Schlaflosigkeit, Kreislaufprobleme und fehlende Urteilsfähigkeit können auf ein Ungleichgewicht hinweisen. Hole dir Frohsinn und das Strahlen zurück! Erinnere dich daran, was dir Spaß macht, was dich begeistert und glücklich macht. Zentriere und konzentriere dich auf das, wofür du dankbar bist. Verbringe Zeit mit Menschen, die dir wichtig sind, aber auch mit dir allein, um nicht auszubrennen. Gönne dir Ruhepausen, Zeiten des Nichtstuns und Müßiggangs.

Übungen für den Oberkörper, die Arme, die Hände und die Schulterpartie sprechen direkt die Herz- und Dünndarmmeridiane an. So öffnest du dein Herz für neue Freude. Druck raus, Entspannung rein.

Der oberflächliche Zweig des **Herzmeridians** beginnt in der Tiefe der Achselhöhle und fließt entlang der Arminnenseite bis zur Innenseite des Nagelfalzes des kleinen Fingers.

Der **Dünndarmmeridian** startet am äußeren Nagelfalz des kleinen Fingers, läuft entlang der Handkante und des Unterarms über Ellbogen, Oberarm, Schultergelenk und im Zickzack über den oberen Teil des Schulterblatts und seitlich über den Nacken bis in die Wange und endet auf mittlerer Höhe vor dem Ohr.

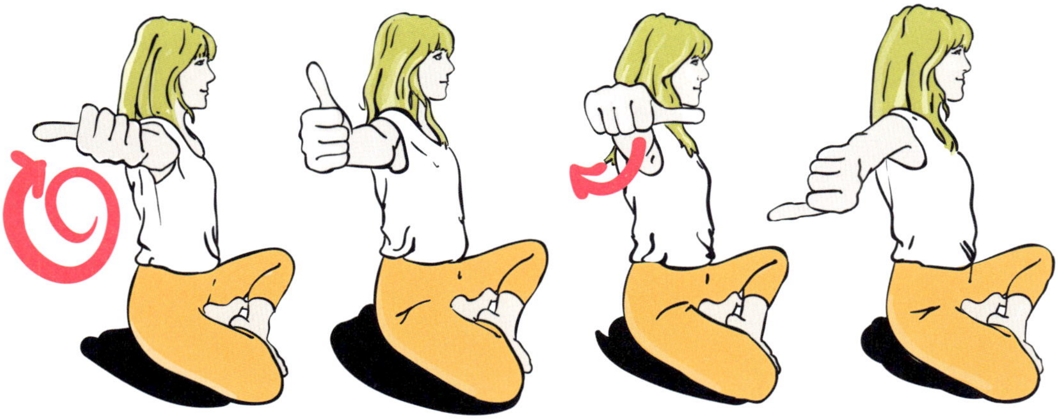

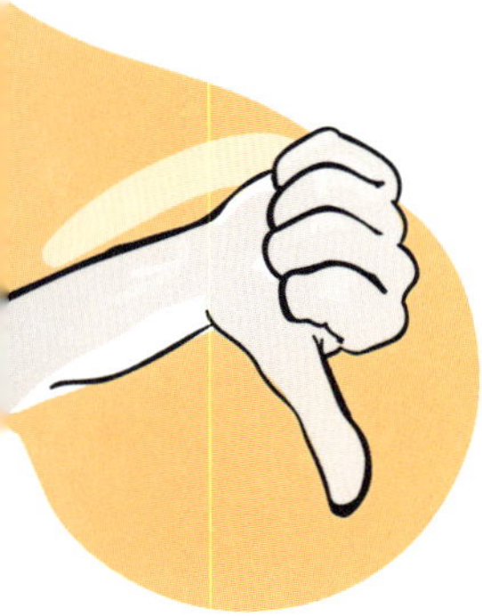

Die Back-to-Back-Atmung
Das wird ja immer besser

Endlich mal ein Rauf und Runter, das guttut. Dein Schultergürtel wird über die Bewegung ordentlich aufgewärmt und mobilisiert, Anspannungen werden gelöst. Was bleibt, ist ein wohlig warmer Nacken- und Schulterbereich und jede Menge Energie, die du bis in die Fingerspitzen hinein spüren kannst – wie auch die aufsteigende gute Laune, die damit einhergeht.

Rein ins Vergnügen Setze dich mit gekreuzten Beinen hin, gern etwas erhöht, damit du die Wirbelsäule leichter aufrechthalten kannst. Rolle deine Finger Richtung Handwurzel zu lockeren Fäusten, die Daumen zeigen gerade nach oben. Strecke deine Arme auf Schulterhöhe zu beiden Seiten aus. Atme ein. Drehe die Daumen mit der nächsten Ausatmung über vorn nach unten und hinten. Drehe deine Arme mit, ohne die Schultern zu sehr hochzuziehen und anzuspannen. Drehe die Daumen einatmend, ebenso wie die Arme, über vorn nach oben und hinten, wobei die Daumen die Bewegung führen. Führe 10 bis 15 Runden auf diese Weise aus. Atme anschließend tief ein, strecke die Arme noch einmal weit und spreize die Finger. Lege ausatmend die Hände auf den Beinen ab und spüre nach.

Achtung, Baby Achte darauf, dass deine Schultern entspannt bleiben. Diese ziehen natürlich über das Rotieren leicht nach vorn und hoch, aber sie sollten möglichst entspannt dabei bleiben. Alternativ kannst du die Ellbogen auch ein wenig beugen. Rotiere die Daumen und Arme nur so weit, wie es für dich angenehm ist.

Blöde Anmachen gefallen dir nicht? Richtig so. Konzentriere dich lieber auf deine Atmung.

Oft wird es nach ein paar Runden weniger anstrengend. Bleib also dran, auch wenn es nicht gleich wie geschmiert läuft mit dem Daumendrehen. Das kommt mit der Zeit.

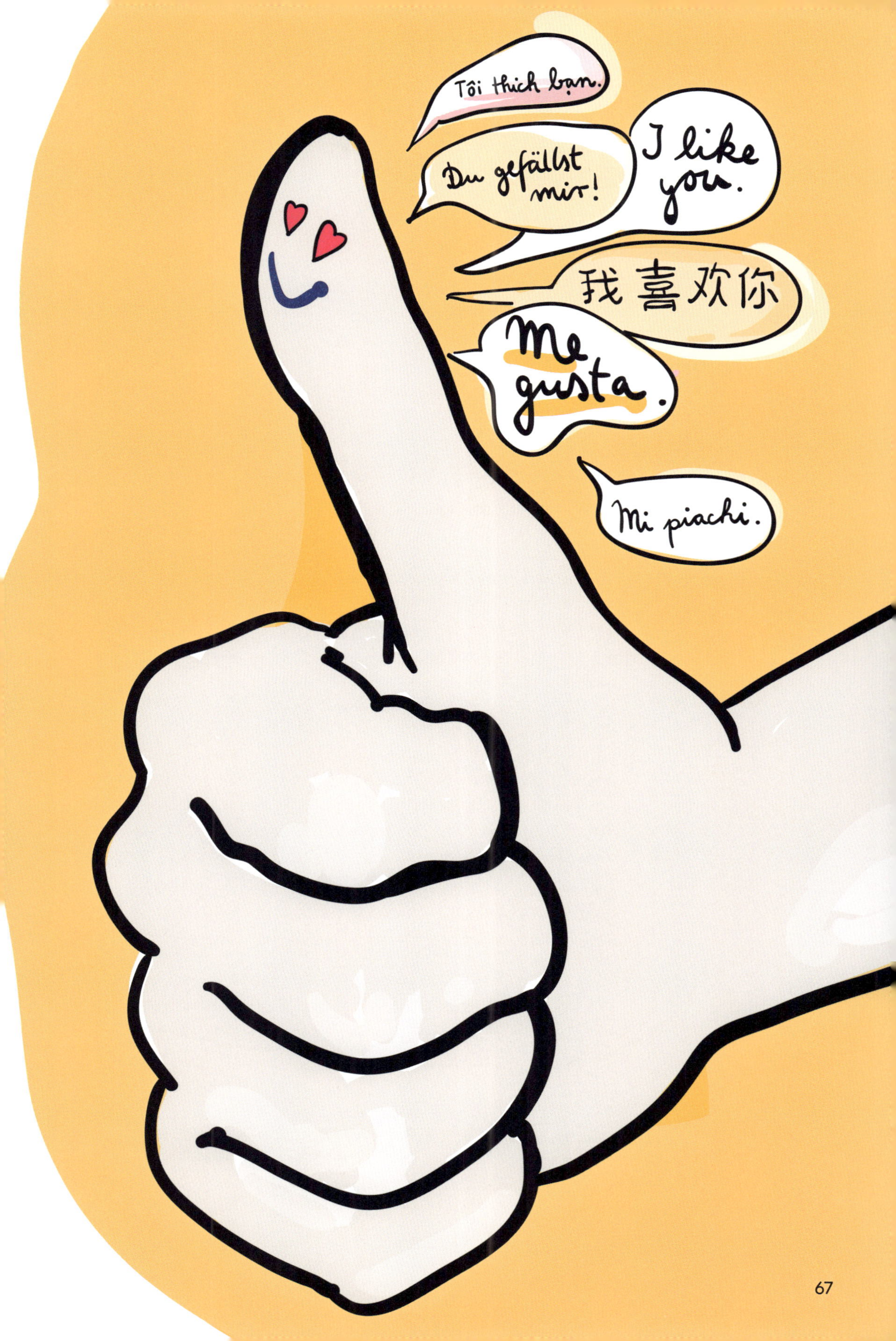
Tôi thich bạn.
Du gefällst mir!
I like you.
我喜欢你
Me gusta.
Mi piachi.

Die lange Schulterbrücke
In der Stille baden

Ahhhhhhh, hier kannst du gar nicht anders, als wohlig in die Haltung hineinzusinken. In dieser Variante der Schulterbrücke entspannst und dehnst du deine gesamte Körpervorderseite, insbesondere Brustkorb, Schultern und Arme.

Das ist die tollste Haltung für alle, die den ganzen Tag am **Schreibtisch** hängen. Statt in den Schultern rund nach vorn einzusacken, dehnst und öffnest du sie in die Gegenrichtung.

Rein ins Vergnügen Positioniere ein Bolster quer ans Mattenende und stelle einen Block dahinter auf. Lehne dich zurück, sodass der Rücken auf dem Bolster und der Kopf auf dem Block liegt. Die Achselhöhlen schließen mit der oberen Kante ab, deine Schultern hängen halb in der Luft. Strecke die Arme seitlich aus. Achte darauf, dass dein Nacken lang bleibt. Falls du kein Bolster hast, lege dir eine aufgerollte Decke unter die Schultern. Um die Haltung aufzulösen, stelle die Füße auf und rolle dich auf eine Seite. Lege Bolster und Block zur Seite. Entspanne dich in der Rückenlage oder nimm die Haltung Happy Baby (Seite 42) ein.

Achtung, Baby Stelle deine Füße auf, falls die Variante mit gestreckten Beinen zu intensiv ist. Dein unterer Rücken soll sich in der Position wohlfühlen. Ist der Block unterm Kopf zu hart, lege eine Decke darauf.

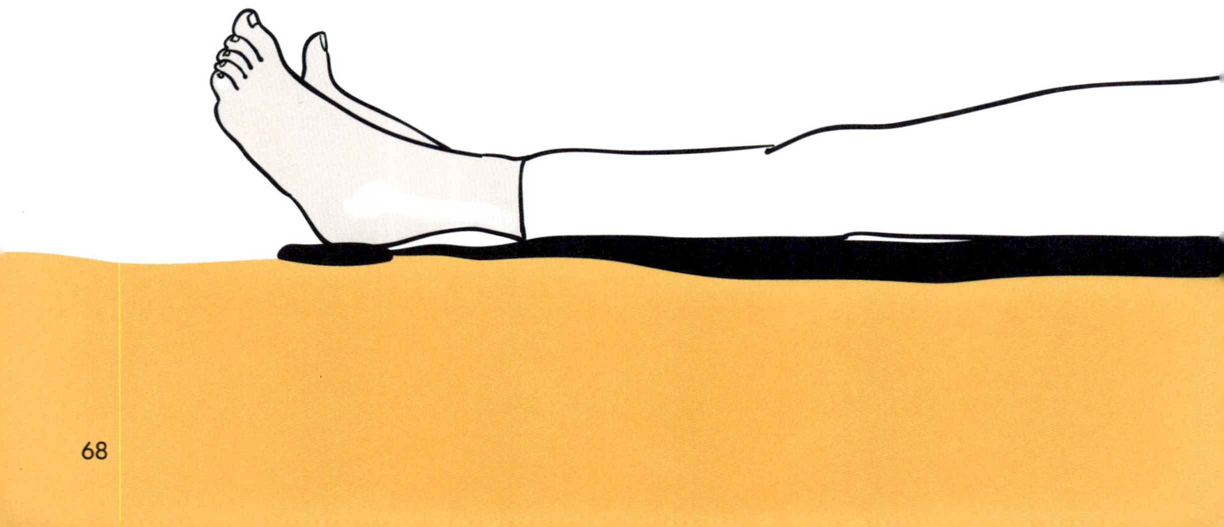

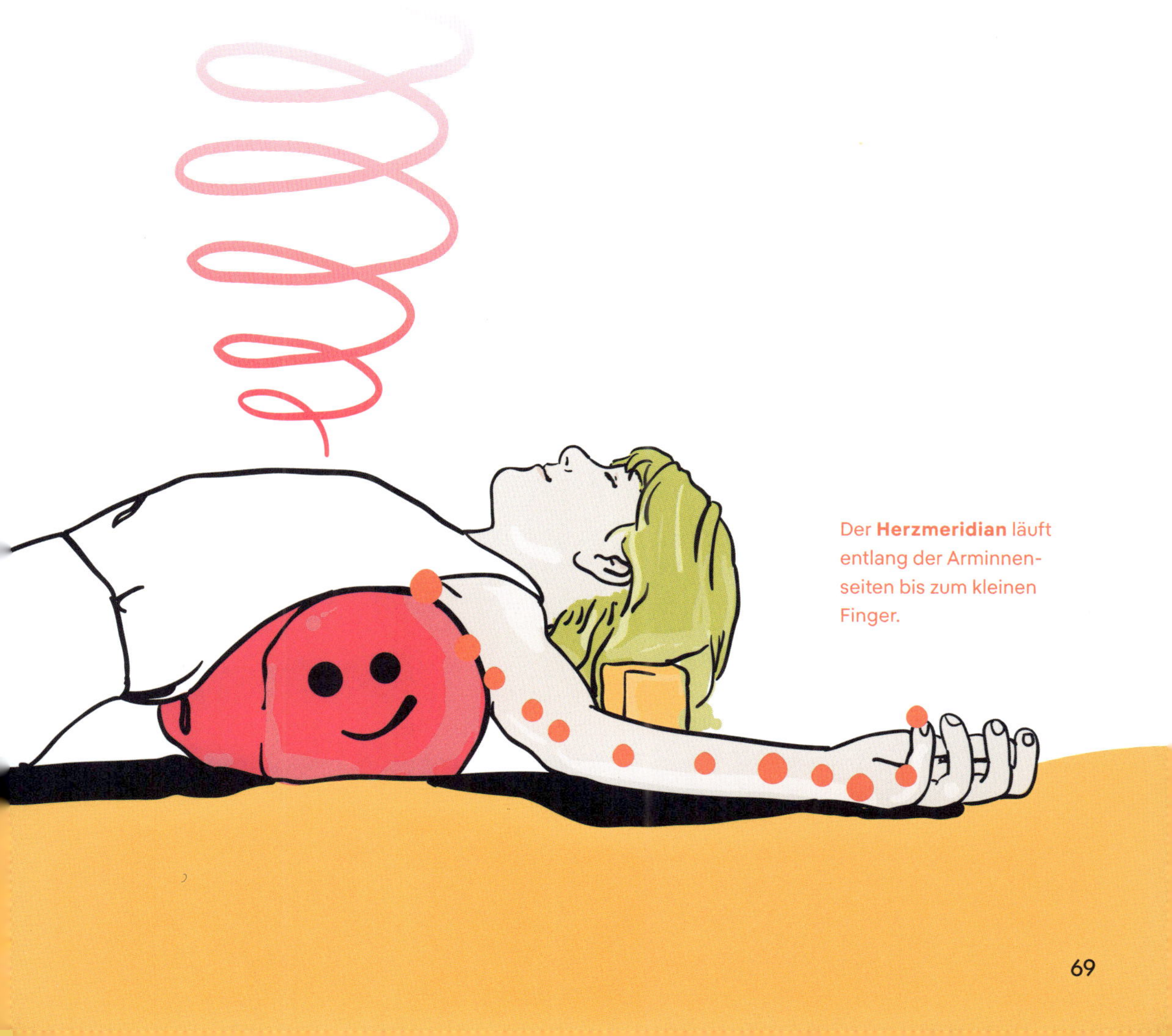

Der **Herzmeridian** läuft entlang der Arminnenseiten bis zum kleinen Finger.

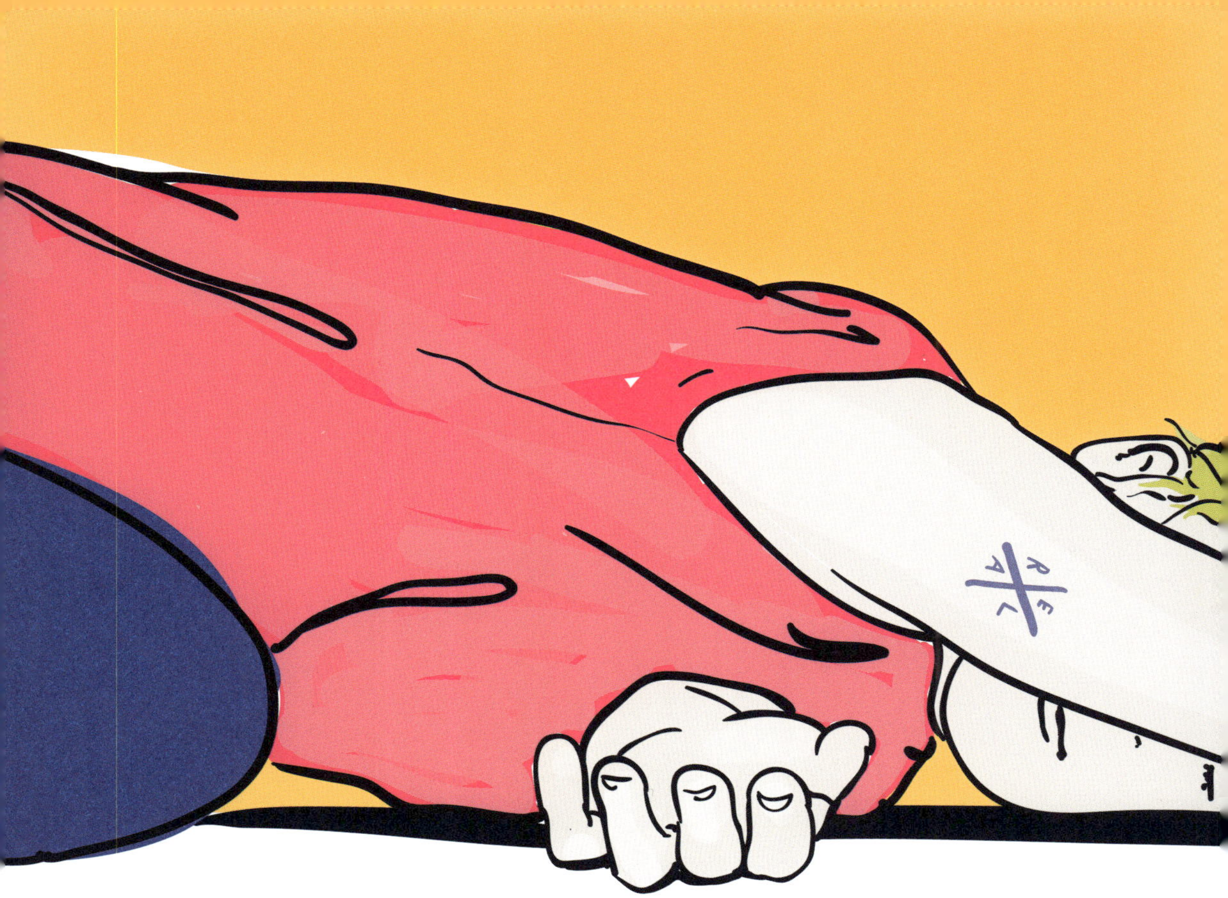

Der Babyfrosch mit Drehung
Relax dich links wie rechts

Im Yoga sind asanatechnisch so einige Frösche im Umlauf, die vor allem Bewegung in die Hüften bringen. Einer der feinsten und kleinsten ist diese sanfte Variante, die über den extra Twist des Oberkörpers Wirbelsäule und Schultern entlastet und die Meridiane von Herz, Lunge, Dünn- und Dickdarm anspricht.

Rein ins Vergnügen Starte in der Haltung des Kindes (Seite 19) und öffne die Knie weiter zur Seite. Schiebe den Po auf die Fersen und setze die Unterarme vor dir am Boden auf. Strecke den rechten Arm lang aus und schiebe den linken Arm unten durch nach rechts rüber, sodass die linke Schulter und die linke Schläfe am Boden liegen. Klappt das nicht, kannst du gern eine Decke darunterlegen oder dich mittig nach vorn zum Boden sinken lassen. Lass das Gewicht deines Beckens auf die Fersen sinken. Wechsle die Seite. Entspanne in der Position des Kindes (Seite 19).

Achtung, Baby Achte darauf, dass deine obere Schulter locker bleibt. Winkle ansonsten den ausgestreckten Arm ein wenig an oder lass ihn auf den unteren Rücken sinken.

Schenkt Freude

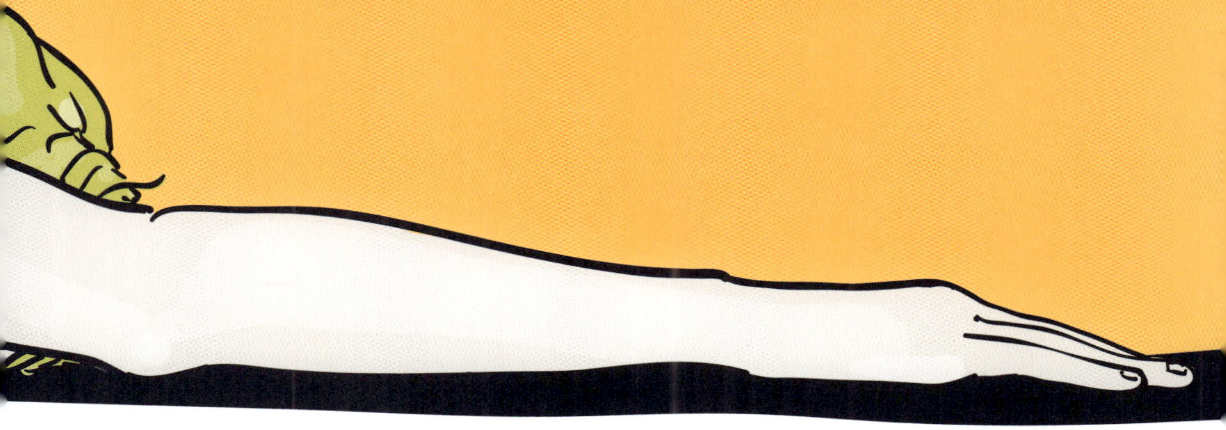

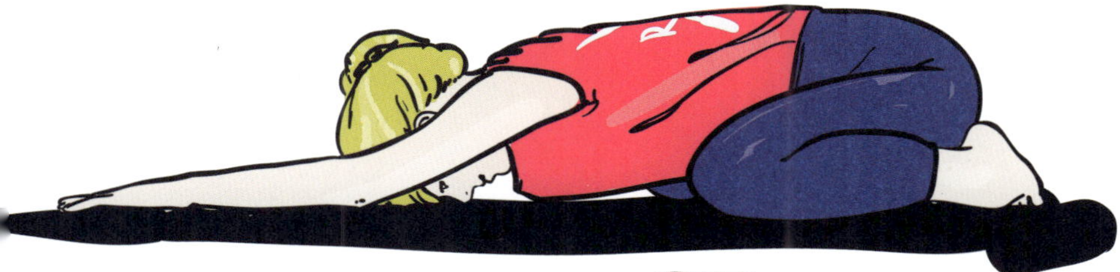

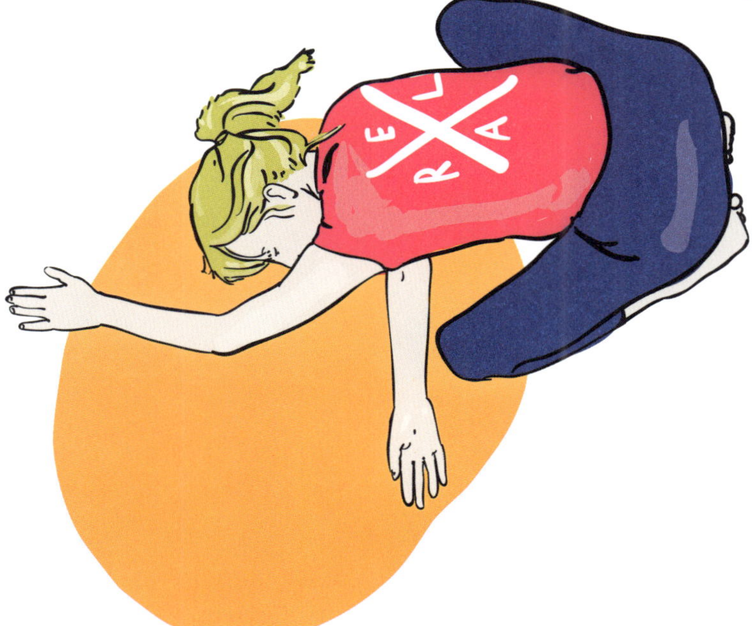

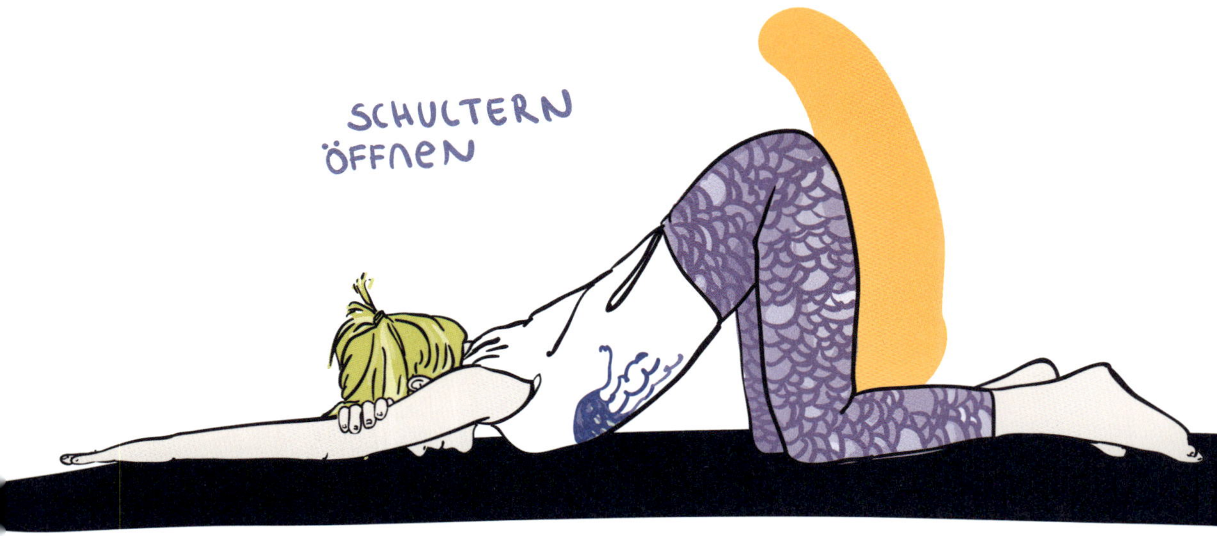

lean
your
head
on

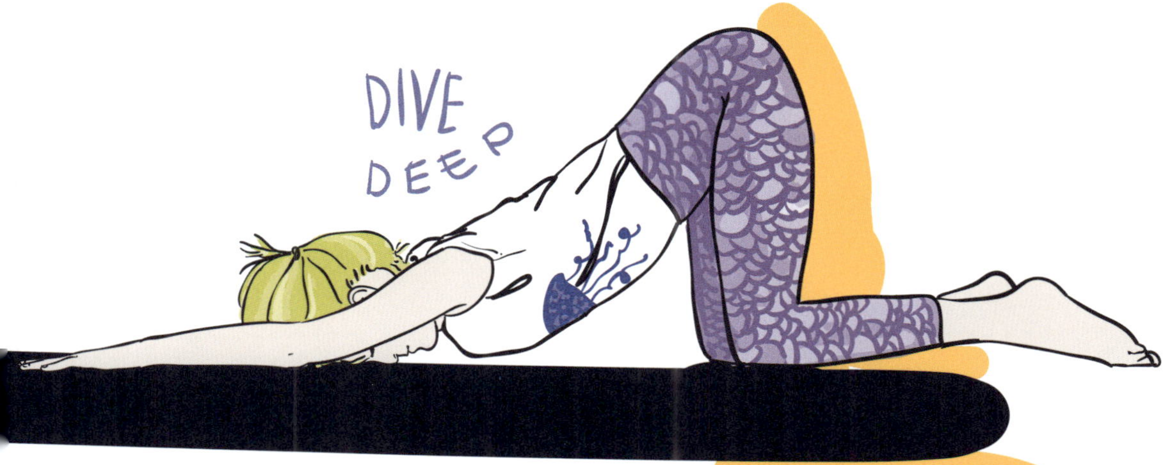

Die Haltung des Herzens
Jetzt kommt der Po in die Luft

Auf diese Hängepartie kannst du dich aus vollstem Herzen einlassen: Die Schultern und der mittlere Rücken werden intensiv geöffnet. Dein Herzraum entspannt und weitet sich, für Kummer und Grübeleien bleibt kein Platz mehr übrig.

Rein ins Vergnügen Stelle im Vierfüßlerstand die Zehen auf. Wandere mit den Unterarmen nach vorn und lege sie schulterbreit geöffnet und lang ausgestreckt auf der Matte ab. Halte das Becken dabei senkrecht über den Knien ausgerichtet und strecke den Po nach oben. Lege die Stirn am Boden ab und lasse den Brustkorb, deinen Herzraum, Richtung Boden sinken. Bleibt dein Kopf dabei in der Luft, kannst du eine Decke darunterlegen. Winkle alternativ einen Unterarm an, dann kannst du deine Stirn darauf ablegen. Schiebe anschließend den Po auf die Fersen und spüre in Balasana (Seite 19) nach.

Achtung, Baby Nicht den Nacken stauchen! Öffne die Arme weiter nach außen. Platziere ein Bolster oder zwei Blöcke unter den Ellbogen, wenn die Schultern stressen. Unterarme und Hände sinken dabei Richtung Hinterkopf.

Über die Armhaltungen werden Herz- und Lungenmeridian angesprochen, über die Dehnung der Körpervorderseite Magen- und Milzmeridian, was für extra Erdung sorgt.

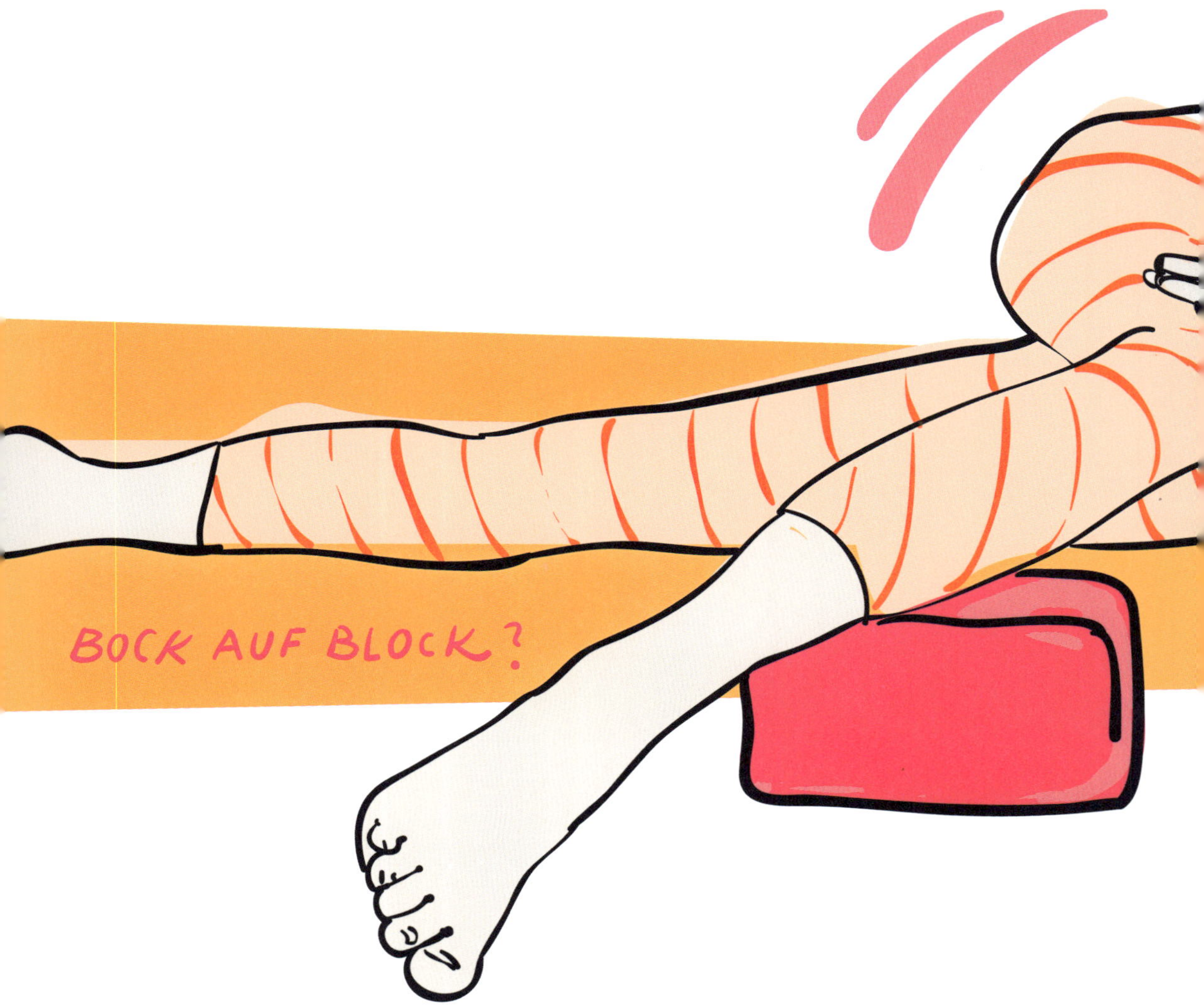
BOCK AUF BLOCK?

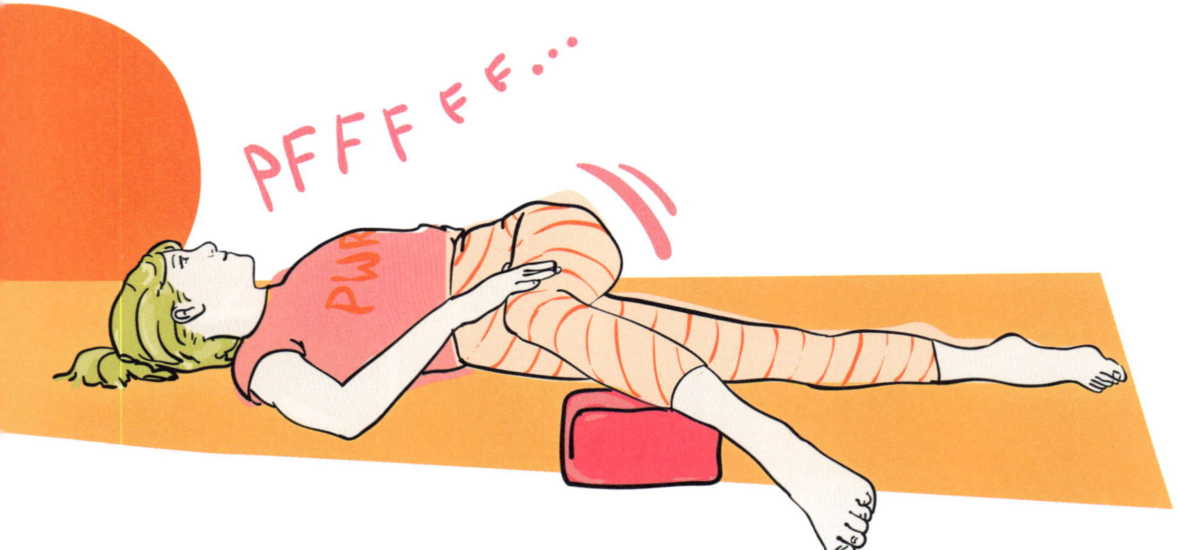
PFFFFF...
PWR

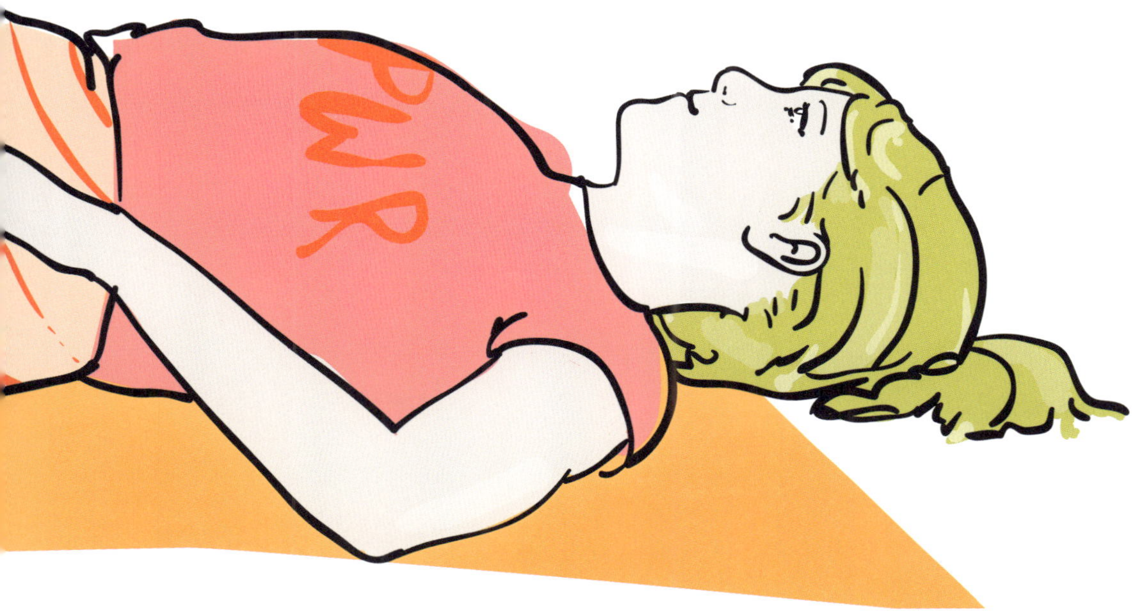

Der Korkenzieher
So gedreht geht's gut

Mit dieser liegenden Twist-Variante hast du den Dreh raus, um Druck und Anspannung aus Kopf und Körper zu entfernen. Der Korkenzieher löst Verspannungen entlang der Wirbelsäule, wirkt entgiftend und massiert sanft die Bauchorgane.

Rein ins Vergnügen Rolle dich auf den Rücken und ziehe die Knie zu dir heran. Strecke das linke Bein lang am Boden aus. Winkle das rechte Bein an, greife mit der linken Hand das rechte Knie und lass es nach links zum Boden sinken, die rechte Hüfte kippt mit hoch. Platziere einen Block, ein Bolster oder eine Decke unter deinem rechten Bein, falls es in der Luft schwebt. Löst sich deine rechte Schulter vom Boden, kannst du auch hier eine Decke darunterschieben. Lege den Kopf mittig ab oder drehe ihn zur Seite, der Nacken bleibt entspannt. Bevor du die Seite wechselst, stelle deine Füße auf und lass jegliche Spannung aus dem Rücken fließen. Ziehe anschließend beide Knie achtsam an die Brust ran, bevor du in der Rückenlage entspannst.

Wirkt auf Leber- und Gallenblasenmeridian und je nach Armvariante auch auf Herz- und Lungenmeridian.

Achtung, Baby Lege bei gestressten, empfindsamen Schultern deine Arme tiefer neben dem Körper ab. Falls diese Variante zu intensiv ist, kannst du auch beide Beine anwinkeln.

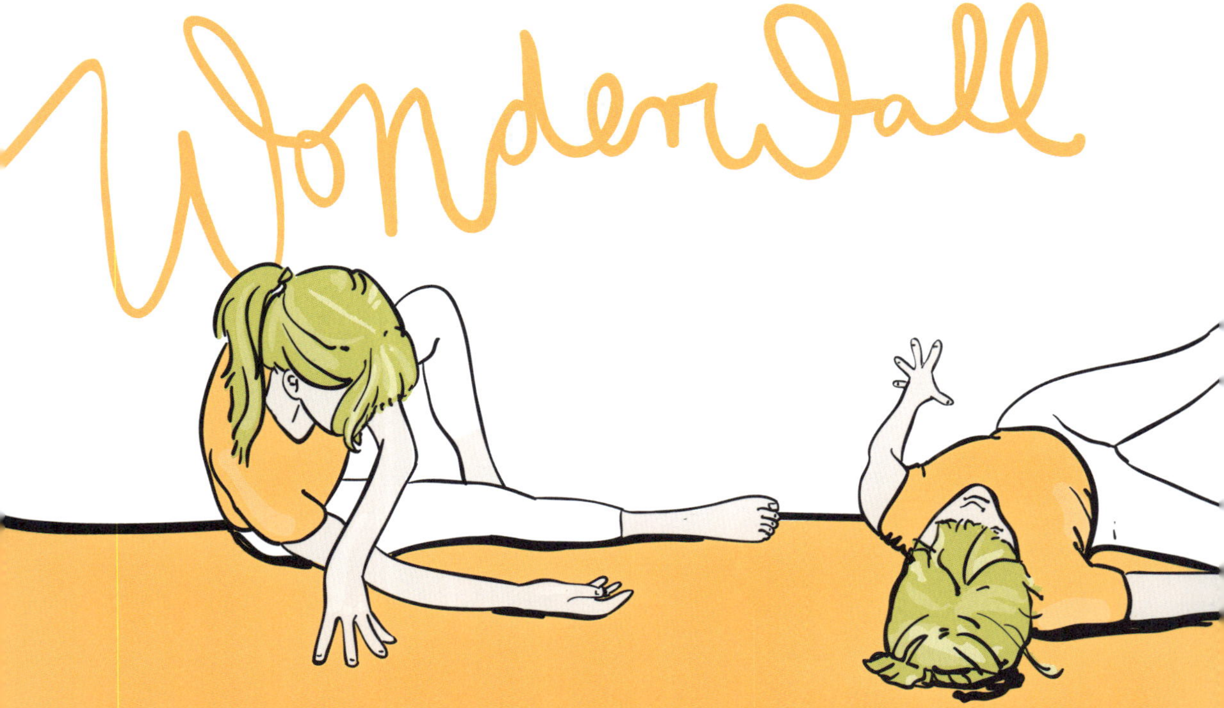

Der unterstützte Schulterstand
Beinhochzeit

Die beste Übung, wenn deine Gedanken Cancan tanzen: Das Beinehochwerfen sorgt hier dafür, dass sich deine Nerven beruhigen und dein Geist zur Ruhe kommt. Durch die Stille entsteht Raum für neue Perspektiven. Nebenbei entlastet diese sanfte Umkehrposition die Venen und verbessert die Blutzirkulation.

Rein ins Vergnügen Setze dich seitlich an eine Wand, stelle die Füße mit den Fersen dicht an den Po. Neige den Oberkörper leicht nach vorn, sodass du die Beine über die Seite an der Wand hochschwingen kannst, während du dich über Arm und Schulter auf den Rücken rollst. Lege die Fersen oben an der Wand ab. Du kannst hier flach auf dem Boden liegen bleiben oder du hebst deinen Po etwas an und schiebst ein Bolster oder eine gefaltete Decke unter dein Kreuzbein. Um aus der Haltung herauszukommen, beuge die Knie etwas an, rolle dich auf eine Seite und entspanne anschließend in Savasana.

Achtung, Baby Vorsicht bei Problemen in der Halswirbelsäule und auch bei Bluthochdruck, hohem Augeninnendruck, Schilddrüsenüberfunktion, Venenentzündungen und bei Thrombosen.

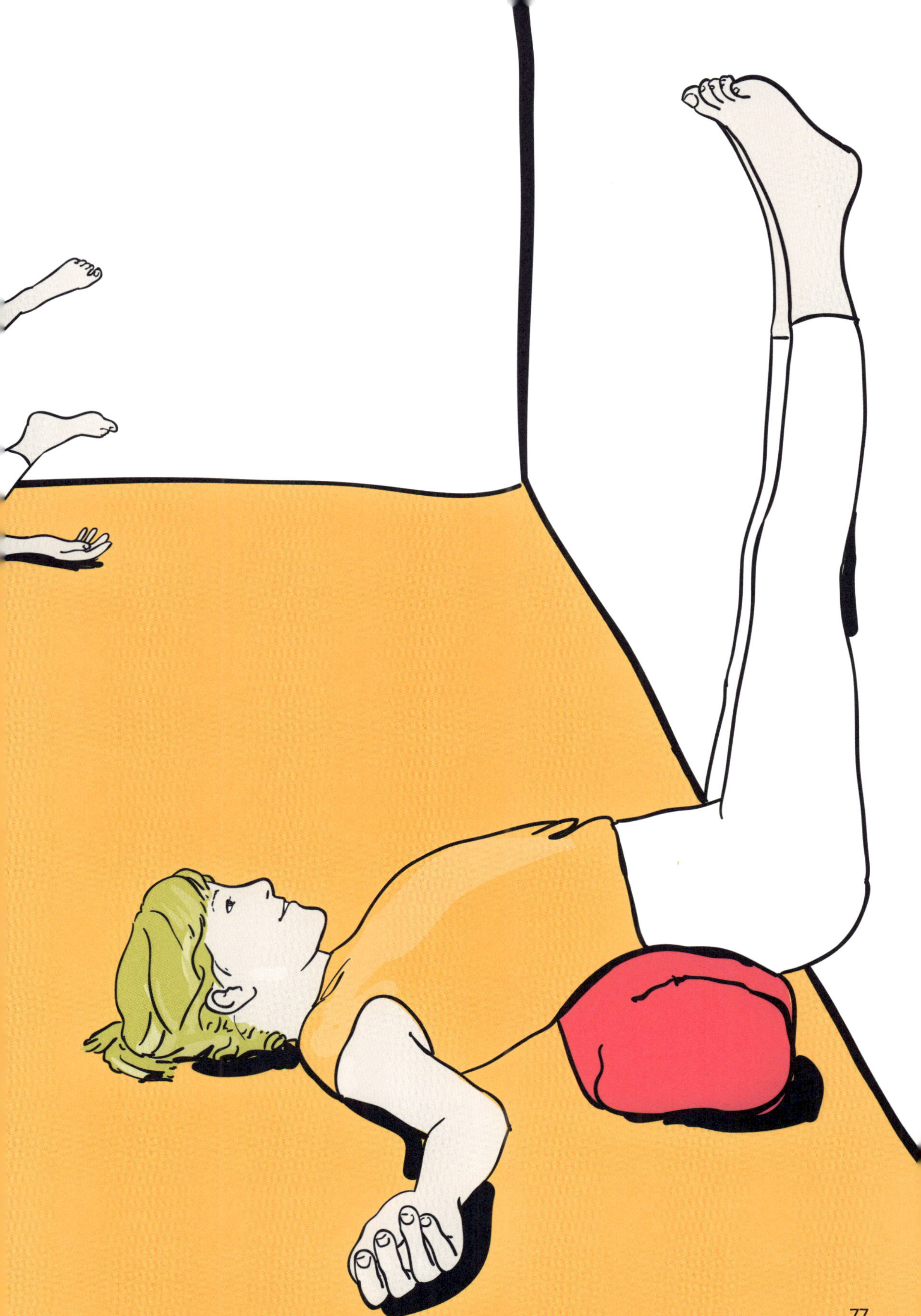

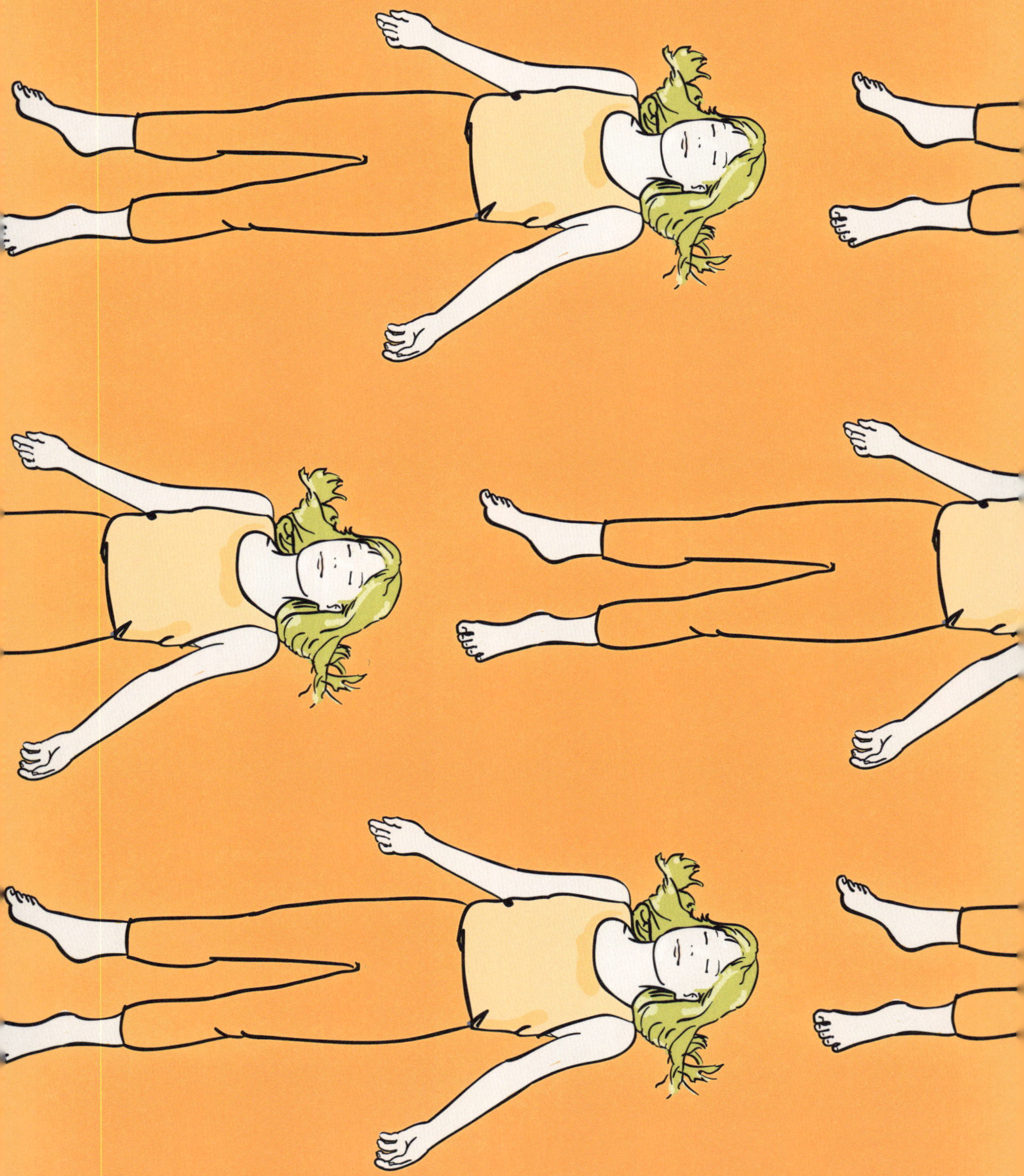

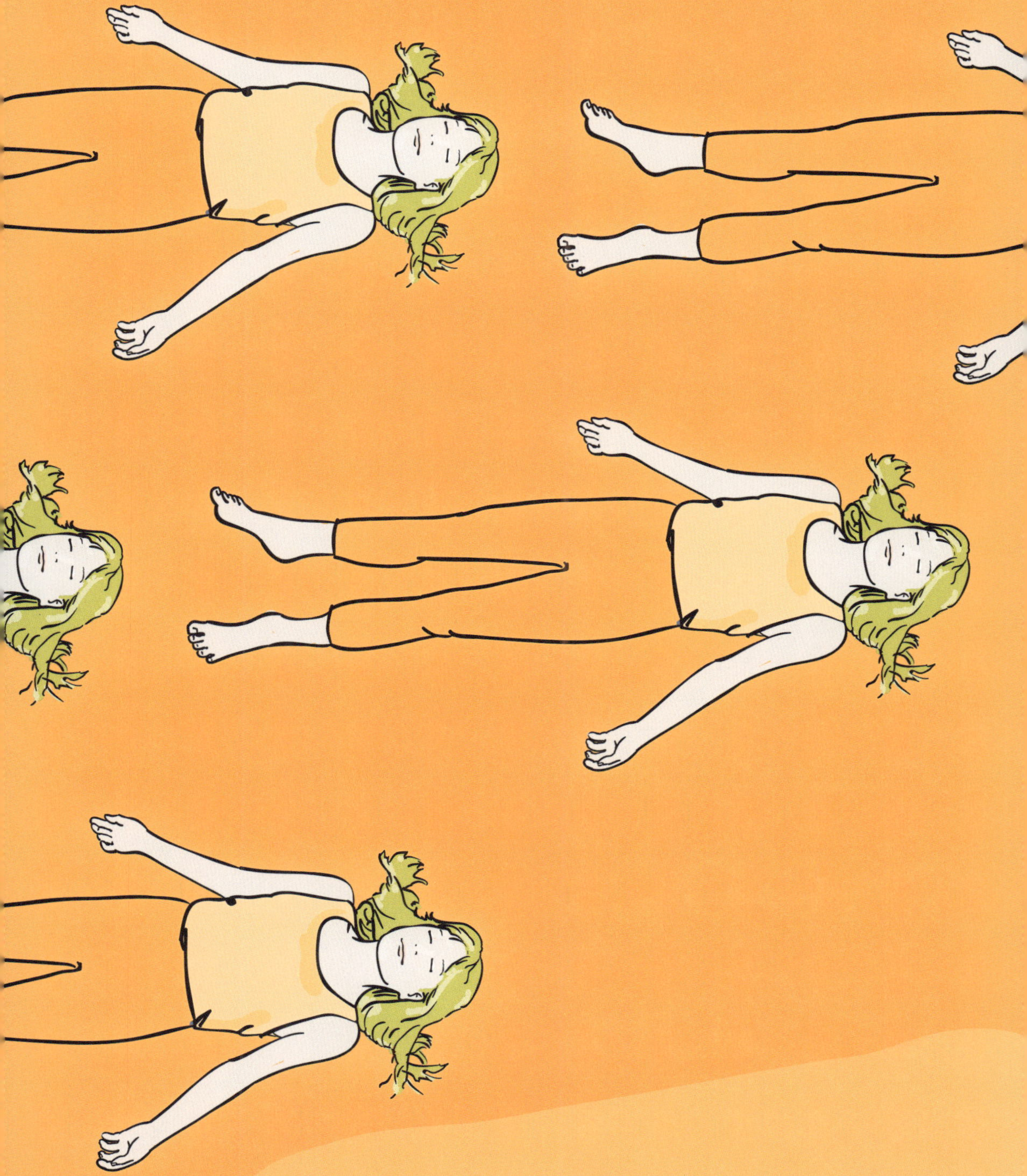

Savasana
Anleitung siehe Seite 28

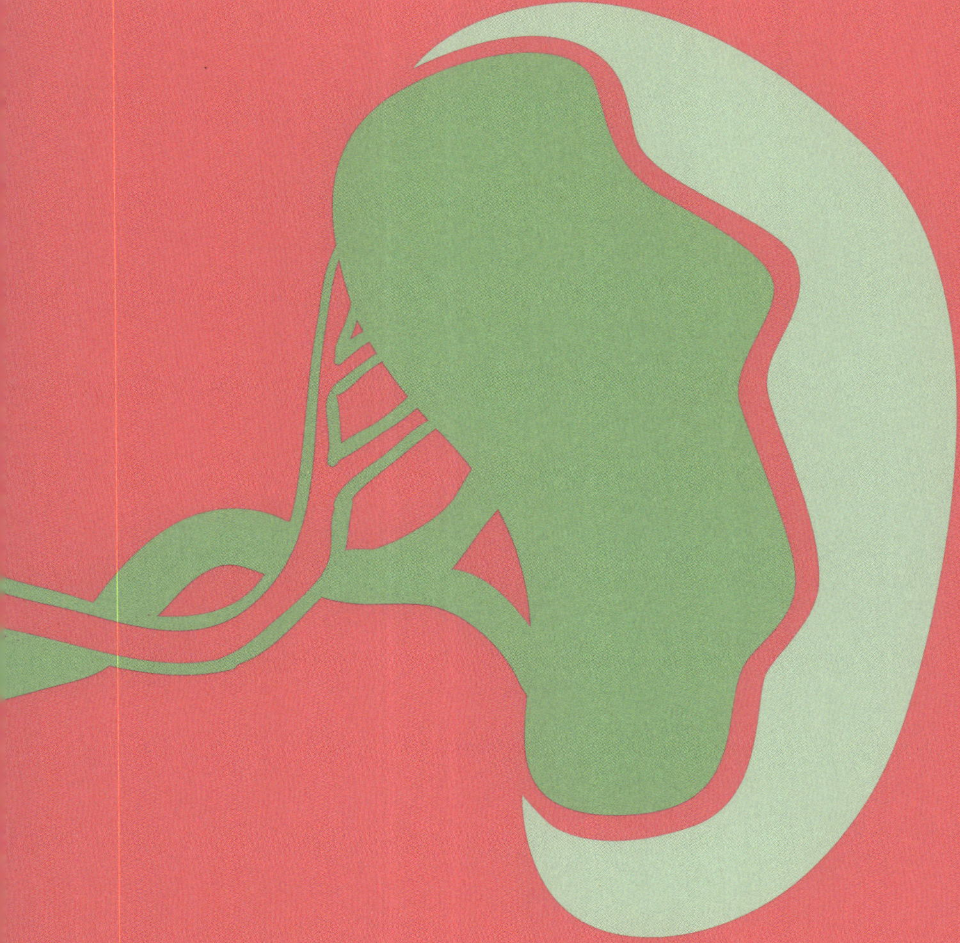

SESSION 4 Milz und Magen

Stoppt Grübeleien

Lass die Sorgen Sorgen sein.
Mit dieser Übungsreihe stärkst du deine Zuversicht und Erdung.

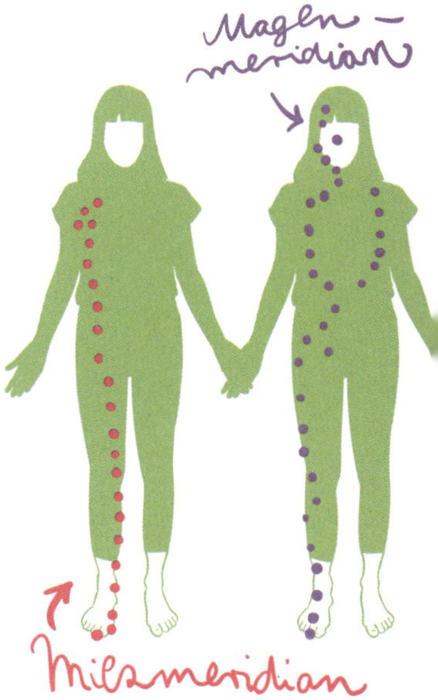

Der **Milzmeridian** startet am inneren Nagelfalz des großen Zehs, läuft innen an Fußgelenk und Knie vorbei, den Oberschenkel entlang und schräg hoch zur Leiste. Über den Rumpf geht's bis zum untersten Lungenpunkt und mit einem kleinen Schlenker bis zur Mitte der Achselhöhle.

Der **Magenmeridian** beginnt unterhalb des Auges und läuft an Nase, Mundwinkel und Hals entlang über das Schlüsselbein, mittig über Brustwarzen, Bauch, Leisten und Oberschenkel über den äußeren Bereich des Knies und endet am äußeren Nagelfalz des zweiten Zehs. Ein weiterer Zweig umrandet das Gesicht und steigt entlang des Kieferbereich hinauf zur Schläfe.

Den Kopf in den Wolken zu haben, hat ja seinen gewissen Reiz. Allerdings nur so lange, bis alles zuzieht, sich Nebel ausbreitet, dicke Sorgen auftauchen und sich das Gedankenkarussell schneller dreht, als du gucken kannst. Dieses Gefühl, in der Luft zu hängen und vor lauter Grübeln und Sich-Sorgen-Machen keinen klaren Gedanken mehr fassen zu können, kann nach der chinesischen Medizin an einem Ungleichgewicht der Milz- und Magenenergie liegen. Deine Erdung ist verloren gegangen und damit auch ein realistischer Blick auf die Dinge des Lebens.

Milz und Magen sind die Hauptorgane der Verdauung. Sie sind für die Umwandlung und Verteilung der Nahrung zuständig und spielen auch energetisch eine wichtige Rolle, da nicht nur Lebensmittel und Flüssigkeiten, sondern auch Ideen, Erfahrungen und Eindrücke verdaut werden müssen. Die Milz transportiert das Nahrungs-Chi an alle anderen Organe und nährt somit den gesamten Körper. Sie verkörpert die Ratio, logisches Denken, deine Konzentration und die Fähigkeit, lernen, überlegen und nachdenken zu können. Gerät sie aus dem Gleichgewicht, fällt es schwer, den Fokus zu halten. Der Magen reguliert deinen Appetit, aber auch deinen Hunger aufs Leben, deine Neugier, das Offen-Sein, deine Zugewandtheit gegenüber der Welt. Milz und Magen stehen für das Prinzip der Erde, für Ausgleich und Harmonie. Ist diese Energie ausbalanciert, bist du klar und konzentriert, fühlst dich geborgen und in deiner Mitte.

Wenn du die Bodenhaftung verlierst und dich in Sorgen und Gedanken verfängst, hilft alles, was dich nährt und erdet: warmes, nahrhaftes Essen natürlich, was vor allem die Milz ausgleicht, aber auch eine gewisse Regelmäßigkeit, was deine Mahlzeiten und Schlafrhythmen betrifft. Reduziere äußere Eindrücke und Erlebnisse, besonders wenn dir gerade alles zu viel wird. Vielleicht hast du auch einen ganz besonderen Ort in der Natur, der dich erdet, oder besondere Menschen, die manche Gespenster im Kopf vertreiben. Wenn dir das alles nach zu wenig Party klingt: Eine größere und bessere Sause als die eigene Ausgeglichenheit gibt es nicht. Probier's aus.

Alle Übungen, die die Körpervorderseite, vor allem den Bereich der Leisten und Hüftbeuger ansprechen, wirken auf die Meridianbahnen von Milz und Magen.

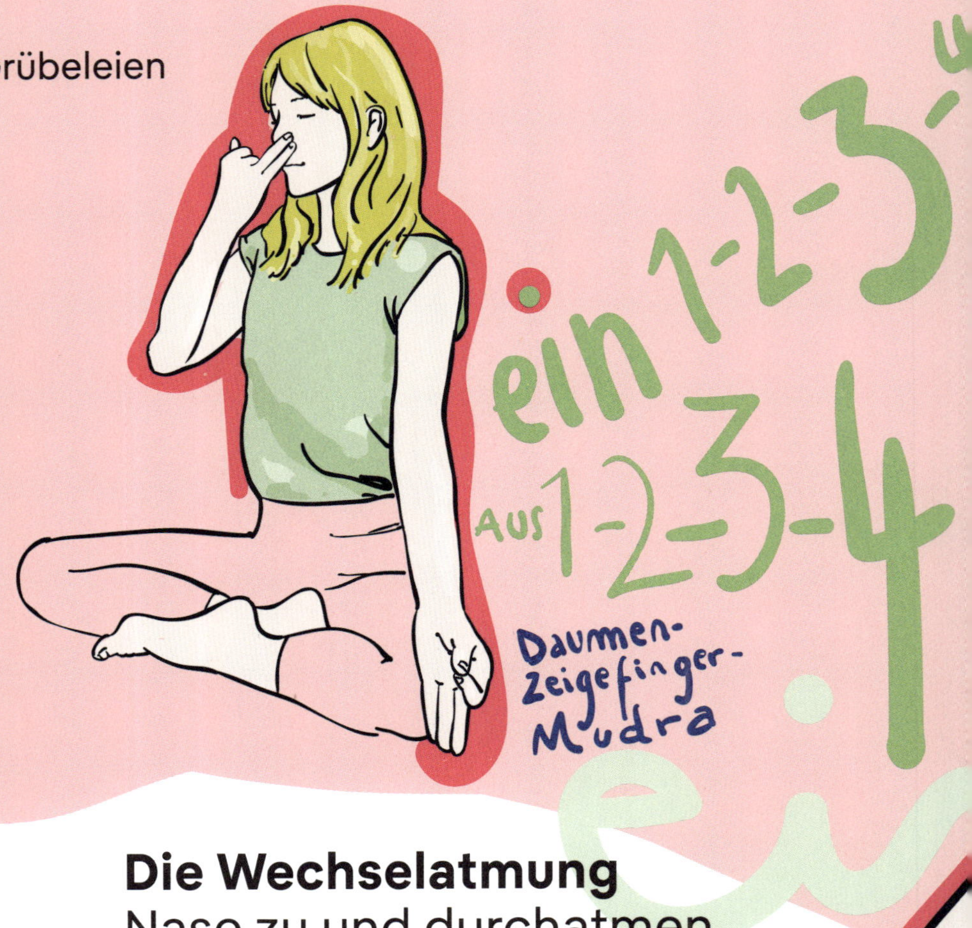

Die Wechselatmung
Nase zu und durchatmen

Vishnu Mudra: Rolle Zeige- und Mittelfinger zur Handfläche ein, strecke Ring- und kleinen Finger. Du kannst stattdessen auch den Zeige- und Mittelfinger der rechten Hand an dein drittes Auge, den Punkt zwischen den Augenbrauen, legen.

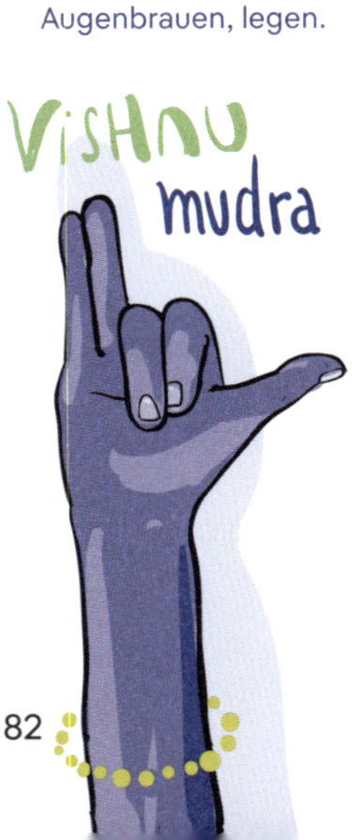

Ein 1 – 2 – 3 – 4, aus 1– 2 – 3 – 4. Schon schön ruhig? Na bitte! Mit der Wechselatmung stimmst du dein System auf harmonischen Gleichklang und Ausgewogenheit ein. Und das ganze Rumgegrübel? Komplett vergessen.

Rein ins Vergnügen Setze dich mit gekreuzten Beinen und aufrechter Wirbelsäule auf deine Matte. Lege die linke Hand auf dein linkes Bein, Daumen und Zeigefingerkuppen berühren sich. Drehe die Handfläche nach oben. Forme mit der rechten Hand Vishnu Mudra. Atme durch beide Nasenlöcher ein und aus. Verschließe nach einer Ausatmung mit dem rechten Daumen das rechte Nasenloch (den rechten Arm leicht vom Körper anwinkeln) und atme links ein. Schließe mit dem rechten Ringfinger das linke Nasenloch, öffne rechts und atme rechts aus. Atme rechts ein, schließe das Nasenloch mit dem Daumen und atme links wieder aus. Links ein, schließen, rechts öffnen und ausatmen, rechts einatmen ... Fahre in diesem Rhythmus für 5 Minuten fort. Atme anschließend links aus, lege beide Hände auf den Beinen ab und lasse den Atem weich durch beide Nasenlöcher strömen.

Achtung, Baby Starte mit vier Atemtakten. Mit etwas Übung kannst du die Taktzahl auch steigern.

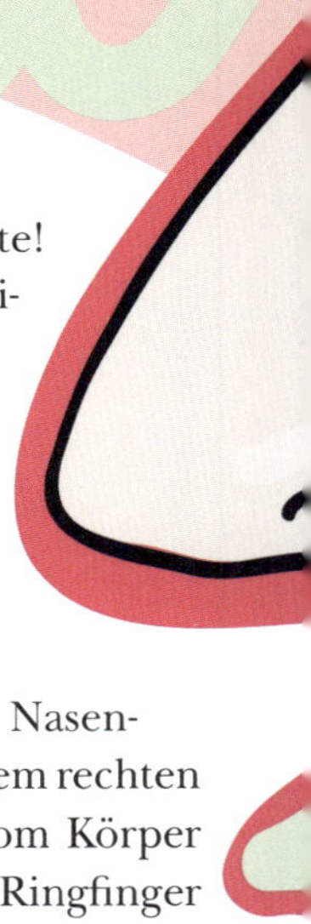

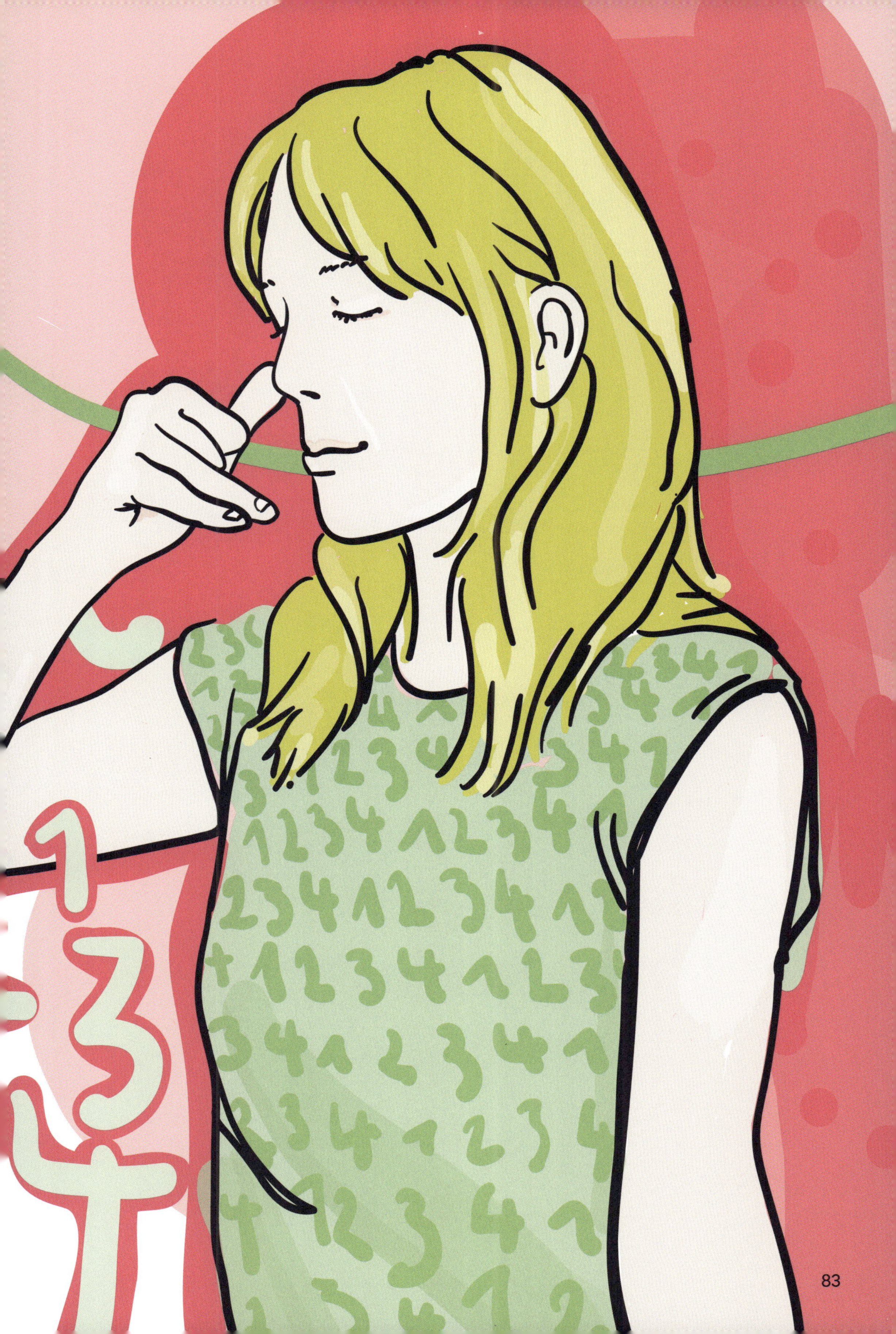

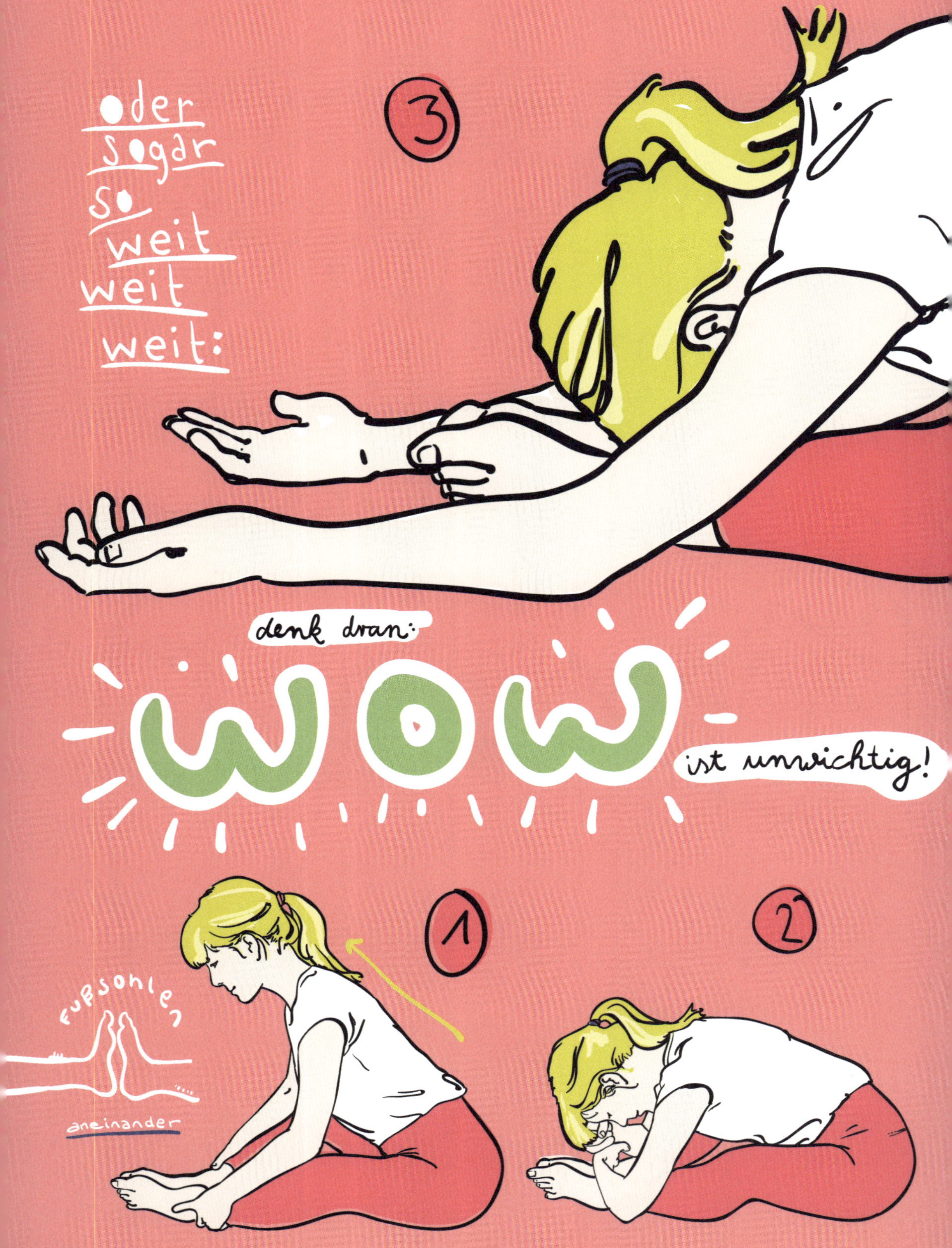
oder sogar so weit weit weit:
3
denk dran:
WOW
ist unwichtig!
1
2
fußsohlen
aneinander

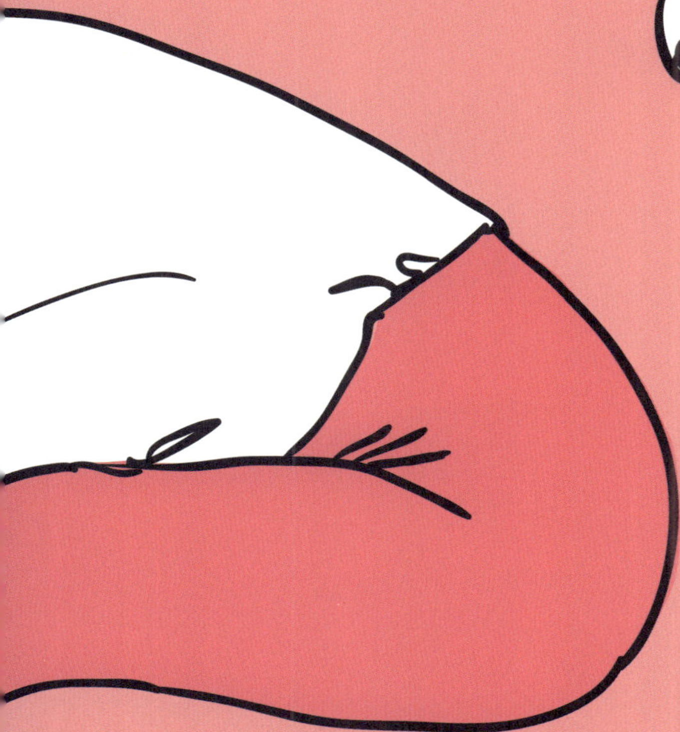

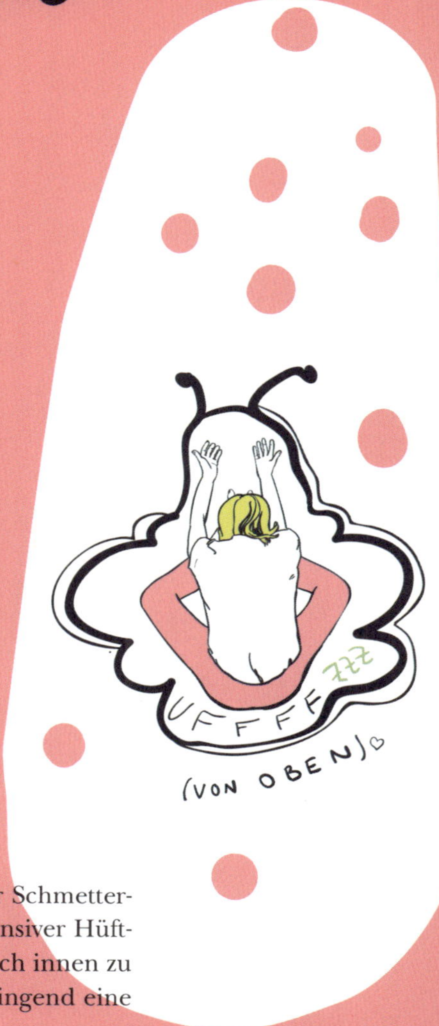

Der Schmetterling
Release, please!

Loving kindness, gepaart mit einer Portion Hingabe: Der Schmetterling ist ein super Stretch für deine Rückseite und ein intensiver Hüftöffner. Die Haltung ist bestens geeignet, um den Fokus nach innen zu richten. Besonders, wenn die Welt an dir zerrt und du dringend eine Pause brauchst. Hier ist sie.

Rein ins Vergnügen Komme in einen Sitz. Leg die Fußsohlen aneinander und lasse deine Knie nach außen fallen. Schiebe die Füße etwa einen halben Meter oder weiter von dir weg und umfasse sie mit deinen Händen. Greife alternativ die Fußgelenke oder Schienbeine. Richte den Rücken gerade auf und neige dich aus der Hüfte mit dem Oberkörper nach vorn, bis du einen sanften Zug spürst. Runde dann gern den Rücken. Lass deinen Kopf hängen oder unterstütze ihn mit einem Bolster oder Blöcken. Balle die Hände zu Fäusten, um deine Stirn darauf ablegen zu können, oder sinke mit dem Kopf bis zu den Fersen. Richte dich anschließend auf, setze die Hände neben oder hinter dir auf und strecke die Beine aus. Entspanne dich in der Rückenlage in Savasana.

Achtung, Baby Setze dich bei Ischiasbeschwerden auf eine Decke, sodass deine Hüfte auf Höhe deiner Knie bleibt. Halte den Rücken gerade.

Du kannst den Schmetterling auch liegend ausführen: Lege dich auf den Rücken, platziere die Fußsohlen aneinander und lasse die Knie nach außen fallen. Schiebe dir bei Stress in den Leisten Blöcke unter die Knie.

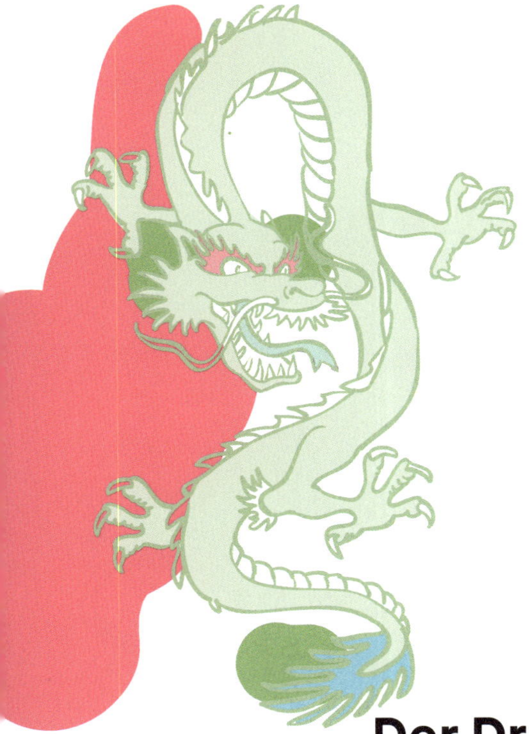

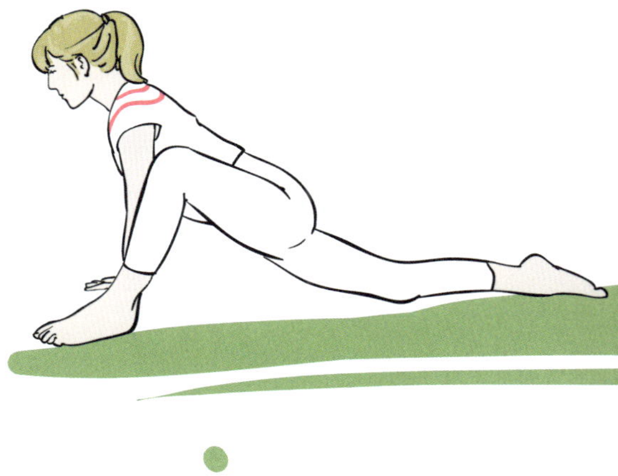

Der Drachenzyklus
Nichts für Prinzessinnen

Nur ruhig Blut, wenn es plötzlich heiß hergeht. Dranbleiben, weiteratmen und die Erbsenzählerei sein lassen. Hüftbeuger und Leisten werden gedehnt und, je nach Variante, Oberkörper, Schultern und Hüftgelenke mobilisiert.

Bleibe entweder 1 Minute in jeder Variante oder suche dir eine aus, in der du 3 bis 5 Minuten verweilst. Probiere beide Optionen mal aus. Um dem Drachen ordentlich einzuheizen, kannst du in den Spagat kommen, indem du das vordere Bein lang streckst. **Nur für »Super-Flexis« geeignet.**

Rein ins Vergnügen Tritt aus dem Vierfüßlerstand mit dem linken Fuß außen neben deine linke Hand, Knie überm Fußgelenk. Setze beide Hände am Boden auf. Schiebe das hintere Bein etwas zurück. Lasse dein Becken sinken, bis du eine Dehnung an der Vorderseite des Oberschenkels und in den Leisten wahrnimmst. Lege für den tiefen Drachen die Unterarme am Boden oder auf zwei Blöcken ab. In der hohen Drachenvariante richte den Oberkörper auf und stapele deine Hände auf dem Oberschenkel. Setze für die gedrehte Variante deine rechte Hand – oder den Unterarm – am Boden ab und schiebe mit der linken Hand das linke Bein sanft nach außen. Kippe links auf die Fußaußenkante, um deine Hüfte mehr zu öffnen, und drehe den Oberkörper zur linken Seite auf. Tritt anschließend in den herabschauenden Hund (Seite 24) oder in den Vierfüßler zurück. Wechsle die Seite. Entspanne in Balasana (Seite 19).

Achtung, Baby Lege bei Knieproblemen eine gefaltete Decke unter dein am Boden abgelegtes Knie oder ziehe das hintere Bein etwas dichter heran.

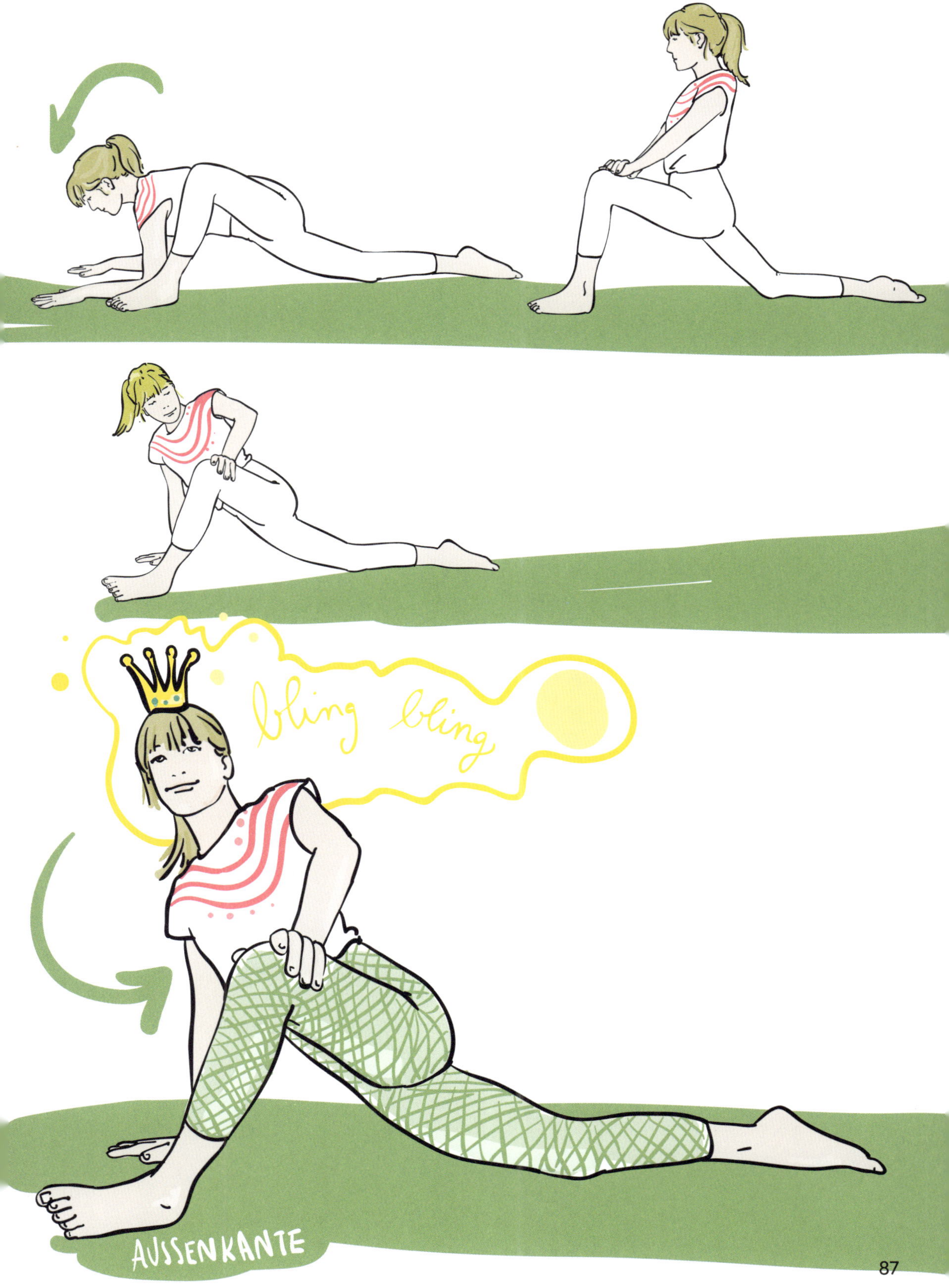
bling bling
AUSSENKANTE

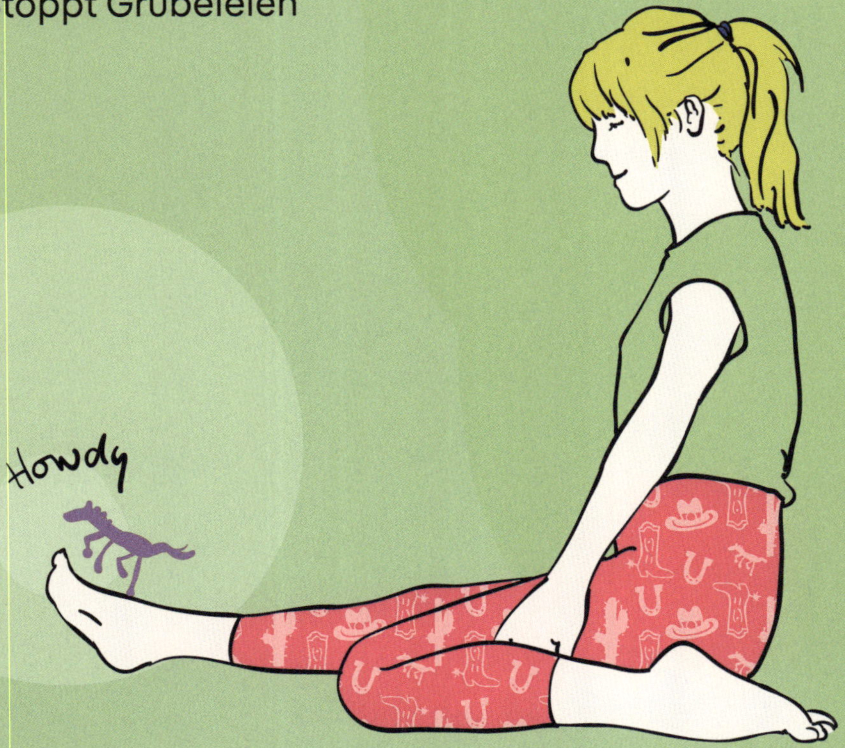

Der halbe Sattel
Noch Platz für einen Fuß an deiner Seite?

Achtung, zerbrechlich! In dieser liegenden Rückbeuge dehnst du die Körpervorderseite und entlastest deinen unteren Rücken, was sich durch die sanfte Kompression anfangs recht fragil anfühlen kann. Ein tiefer Atem unterstützt dich dabei, auftauchende Anspannungen loszulassen.

Verlangt dir der **halbe Sattel** einiges ab, starte am besten im Fersensitz mit einem Block unterm Po, um so deine Hüften und Gelenke vorzubereiten. Bleibe aufrecht sitzen oder lehne dich sanft zurück.

Rein ins Vergnügen Schwinge den linken Fuß über die Seite neben den Oberschenkel und strecke das rechte Bein lang vor dir aus. Stelle die Hände hinter dir auf und neige deinen Oberkörper leicht zurück oder sinke tiefer auf deine Unterarme, bis du eine Dehnung an der Oberschenkelvorderseite und einen sanften Druck im unteren Rücken fühlst. Lege dich eventuell komplett am Boden ab. Platziere alternativ ein Bolster längs auf deiner Matte und schiebe einen Block unters obere Ende, sodass du dich darauf ablegen kannst. Stelle den rechten Fuß auf, falls die Kompression im unteren Rücken zu intensiv ist. Strecke beide Arme auf Schulterhöhe aus oder lege sie auf deinem Bauch ab. Um aus der Haltung herauszukommen, aktiviere deine Körpermitte, stütze die Hände auf und schiebe dich langsam zum Sitzen. Wechsle die Seite. Entspanne anschließend in der Rückenlage und ziehe zum Ausgleich die Knie an die Brust.

Achtung, Baby Bei Knieproblemen lasse diese Haltung aus.

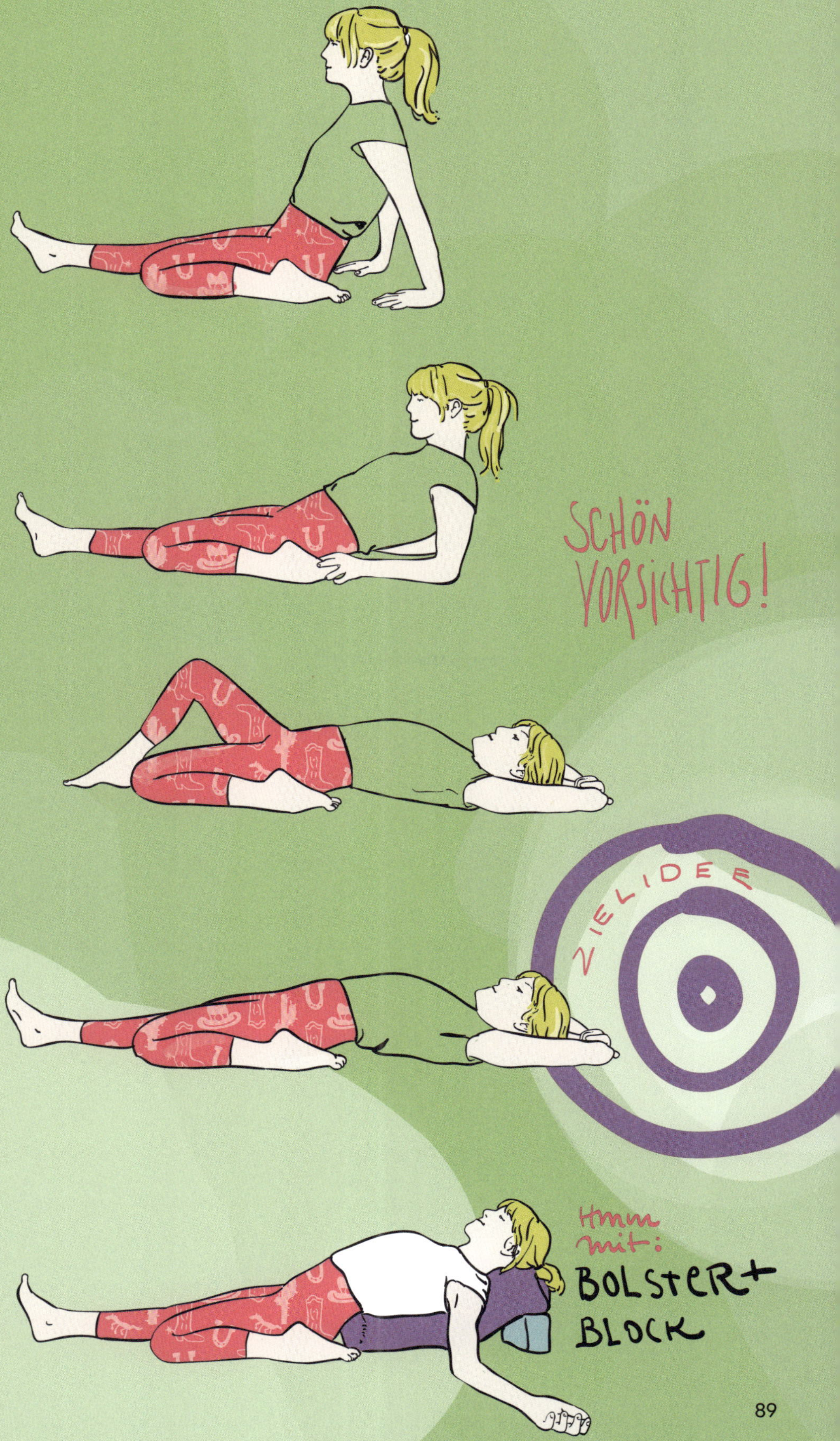
SCHÖN VORSICHTIG!
ZIELIDEE
Hmm mit:
BOLSTER+ BLOCK

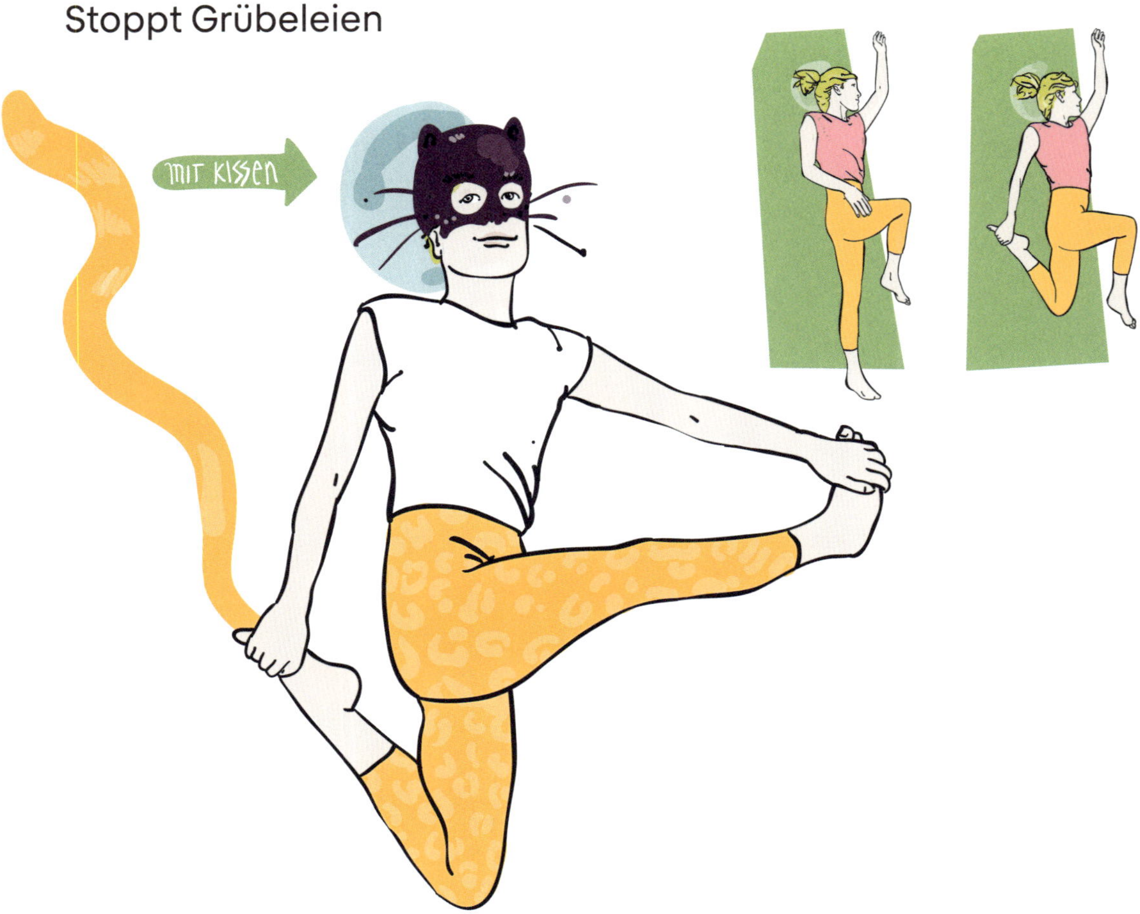

Die Katze greift ihren Schwanz
Miezi macht Sachen

Tiefes Schnurren garantiert – auf mentaler und faszialer Ebene. Je nach Räkelgrad dehnst du die Vorderseite des Oberschenkels und die Hüften, massierst sanft deine Organe und entlastest deinen unteren Rücken.

Um die **Drehung** der Wirbelsäule zu intensivieren, kannst du dich etwas mehr zurück auf den Rücken rollen. Strecke eventuell das obere Bein lang aus und greife mit der oberen Hand den Fuß dieses gestreckten Beins, um die Dehnung an der Hüftaußenseite zu verstärken.

Rein ins Vergnügen Rolle dich aus der Rückenlage auf die linke Seite und lasse das obere rechte Bein angewinkelt zum Boden sinken. Schiebe die linke Ferse (unteres Bein) Richtung Po und greife das Fußgelenk mit der oberen rechten Hand oder nutze einen Gurt, um den Fuß zu umfassen. Schiebe das untere linke Bein sanft von dir weg, bis du eine Dehnung an der Oberschenkelvorderseite spürst. Lege dir eine Decke unter den Kopf, um den Nacken zu entlasten. Strecke den unteren Arm seitlich aus oder lege ihn auf dem oberen Bein ab. Entspanne vor dem Seitenwechsel in der Rücken- oder Bauchlage. Ziehe anschließend die Knie heran oder verweile ein paar Momente in der Kind-Position (Seite 19).

Achtung, Baby Lege eine Decke unter das obere Bein, falls es in der Luft schwebt. Bleibe bei einem empfindlichen Rücken auf der Seite liegen.

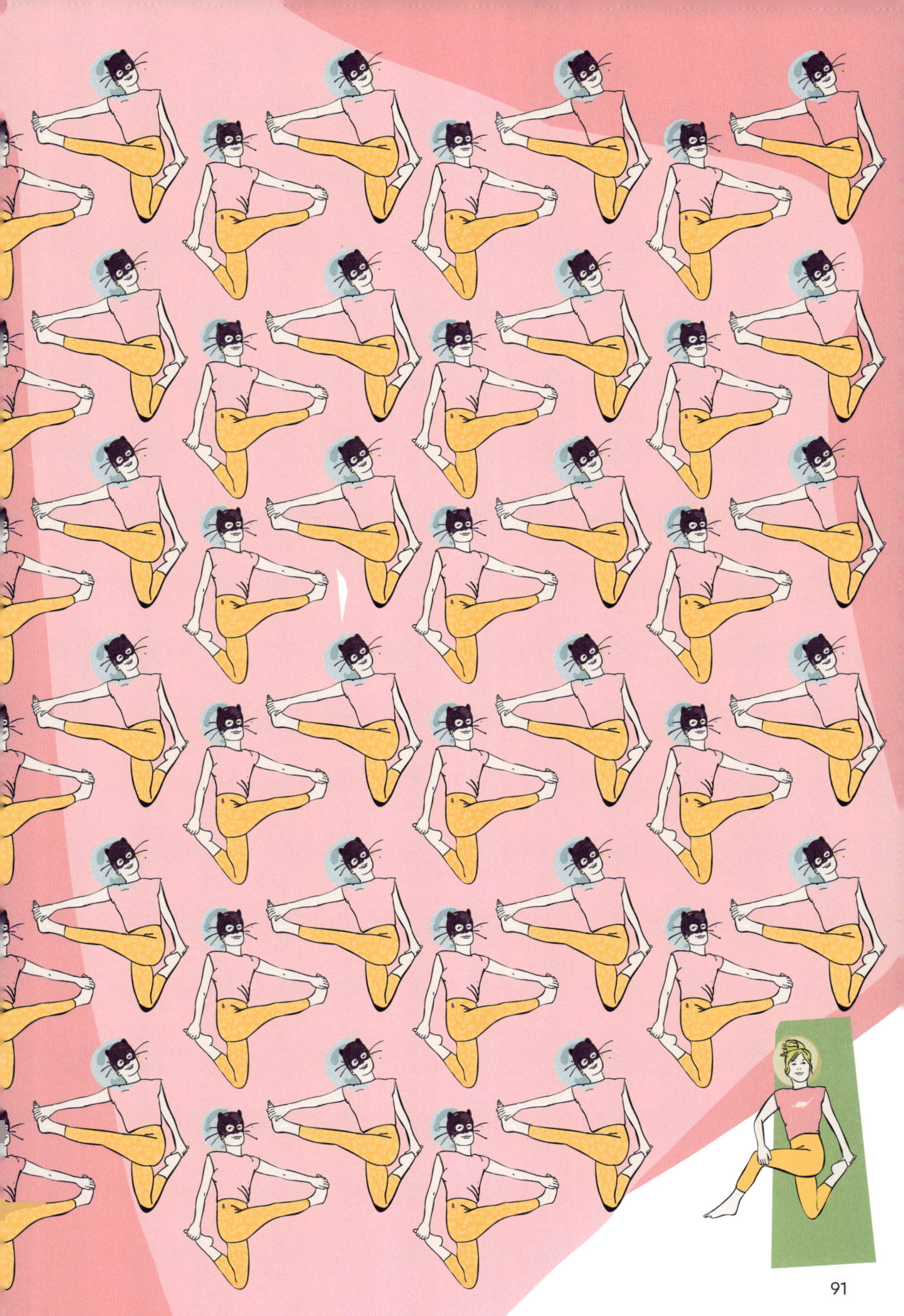

Die Schulterbrücke mit Block
Das ist der Kracher!

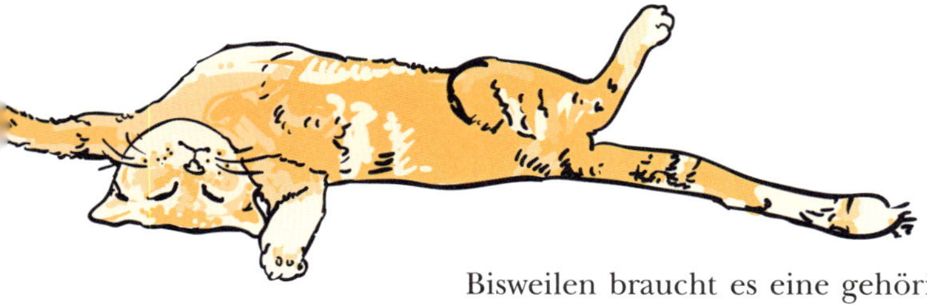

Bisweilen braucht es eine gehörige Ladung Mut, um sich entspannt zurückzulehnen. Belohnt wirst du mit einem Gefühl von Extraraum, Weite und Selbstvertrauen. Über das Langstrecken deiner Vorderseite dehnst du deinen Herzraum und den Leistenbereich – perfekt für alle, die viel sitzen. Eine für alle also.

Rein ins Vergnügen Stelle in Rückenlage deine Füße auf, die Fersen dicht am Po, die Knie senkrecht über den Knöcheln. Lege die Arme neben dem Körper ab. Hebe jetzt dein Becken so weit vom Boden ab, dass du einen Block (beginne mit der niedrigsten Höhe) unter dein Kreuzbein schieben kannst. Lass die Beine sehr langsam und achtsam am Boden nach vorn gleiten, bis sie gestreckt sind, und strecke die Arme lang über den Kopf aus, sodass sie auf der Matte landen. Lege, falls das für deine Schultern zu intensiv ist, die Arme auf Schulterhöhe oder tiefer ab. Um aus der Haltung herauszukommen, stelle die Füße wieder auf, hebe den Po an, nimm den Block weg und senke das Becken wieder auf den Boden ab. Spüre hier einige Atemzüge nach, bevor du die Knie zu dir heranziehst. Entspanne in der Rückenlage – Savasana.

Falls du noch eine Übung ranhängen willst, ist **Happy Baby** (Seite 42) bestens geeignet.

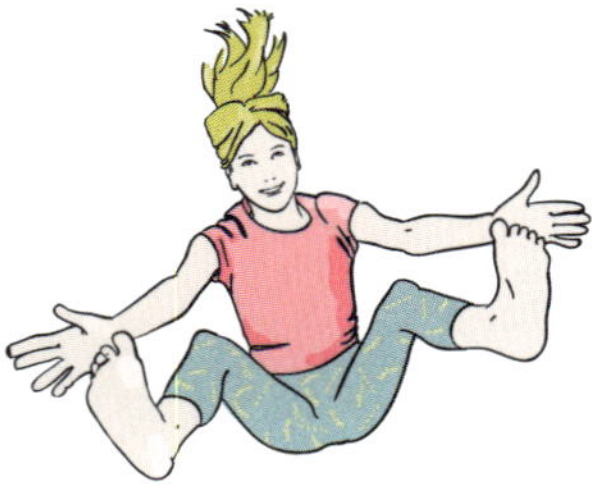

Achtung, Baby Falls der Druck im Kreuz zu intensiv ist, stelle einfach die Füße wieder auf oder nimm statt des Blocks eine gefaltete Decke.

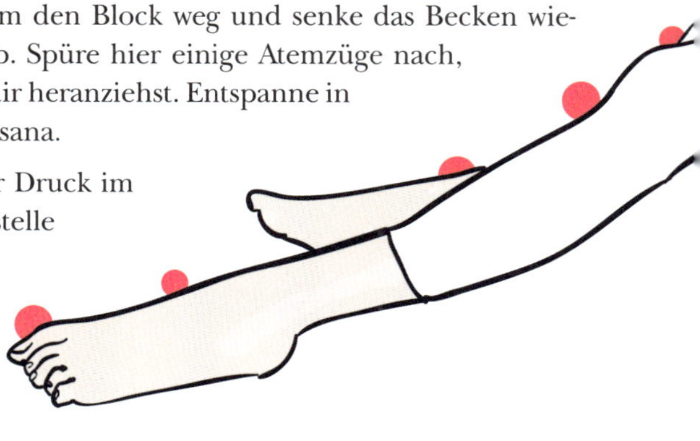

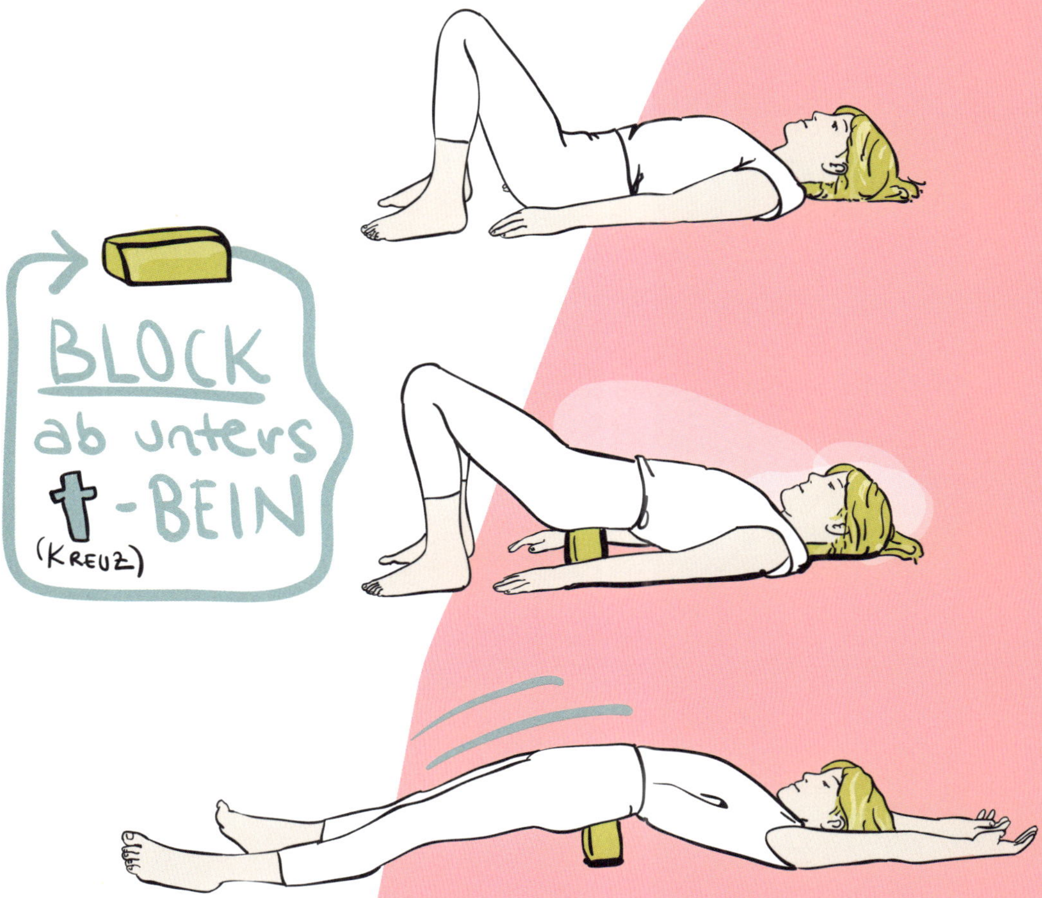

Hier wird nicht nur der Milzmeridian angesprochen, auch der Magenmeridian, der ebenfalls auf der Vorderseite des Körpers verläuft.

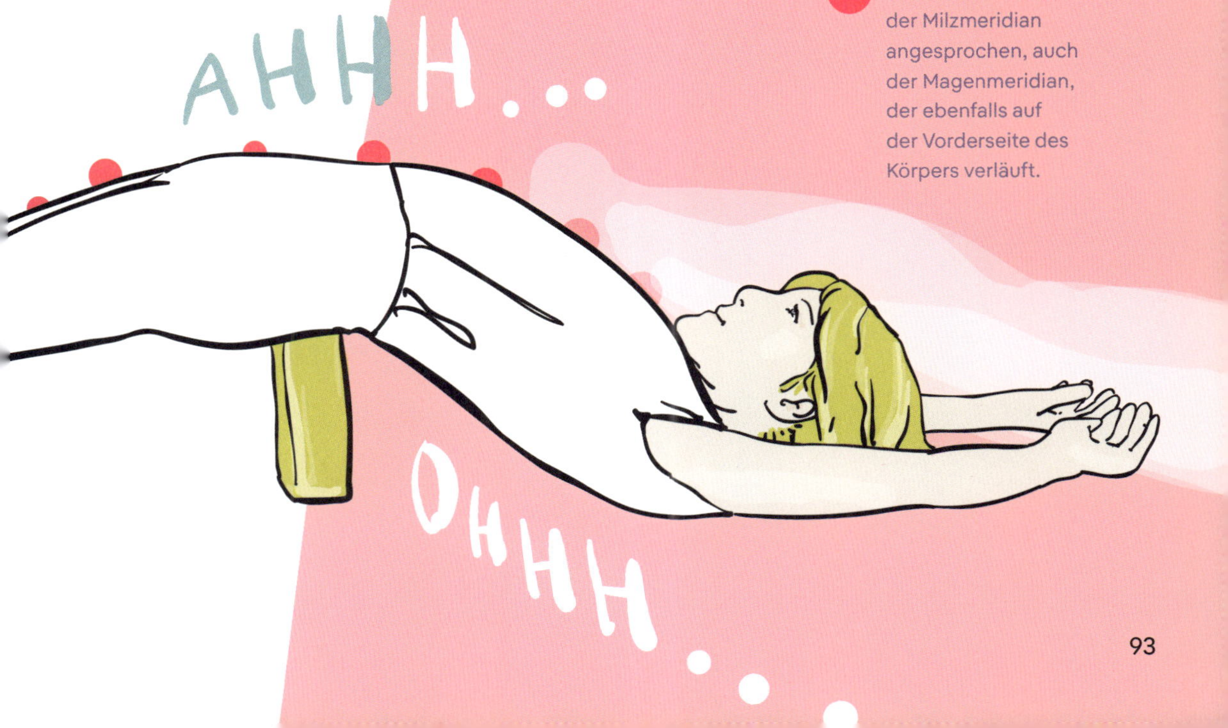

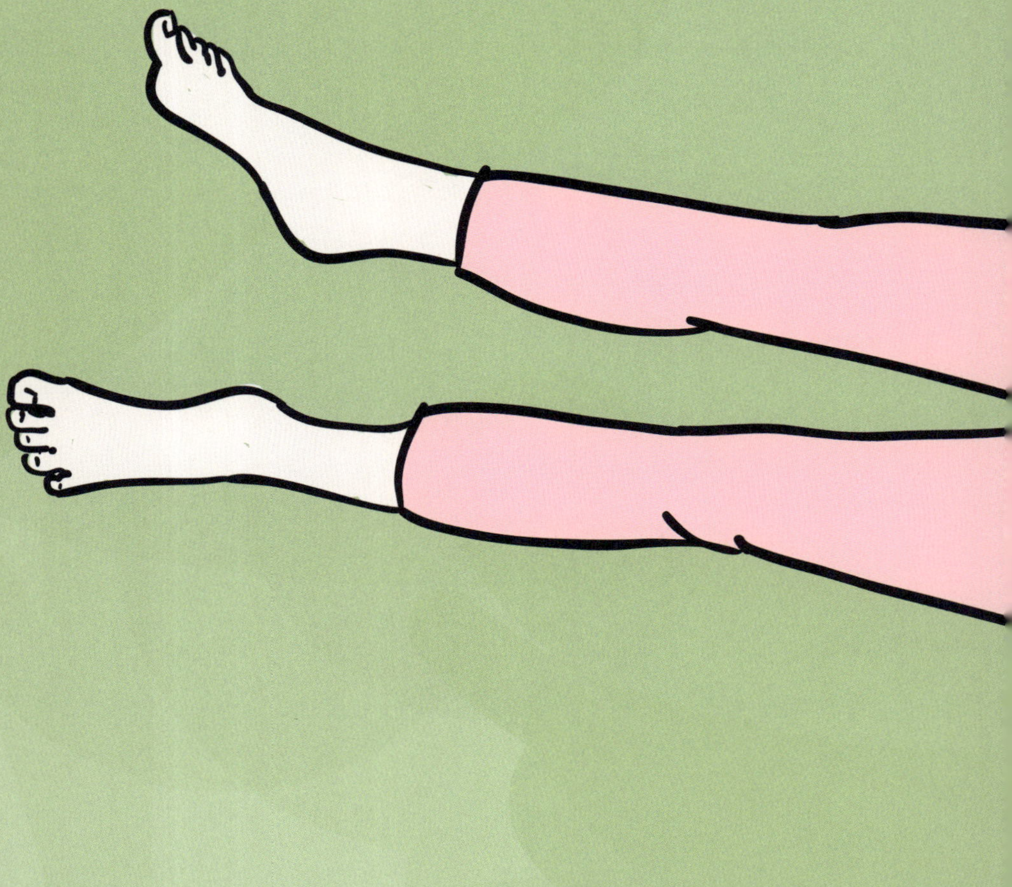

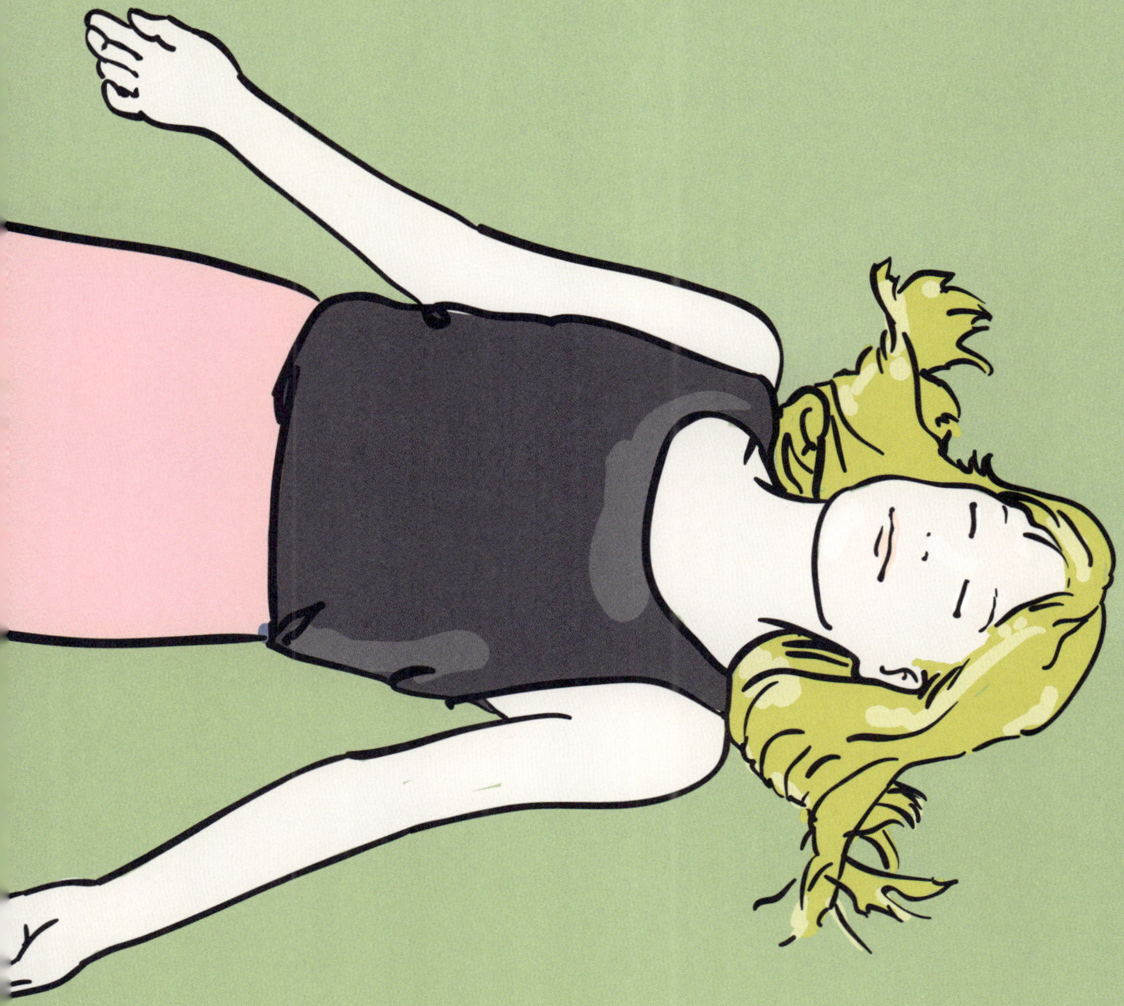

Savasana
Anleitung siehe Seite 28

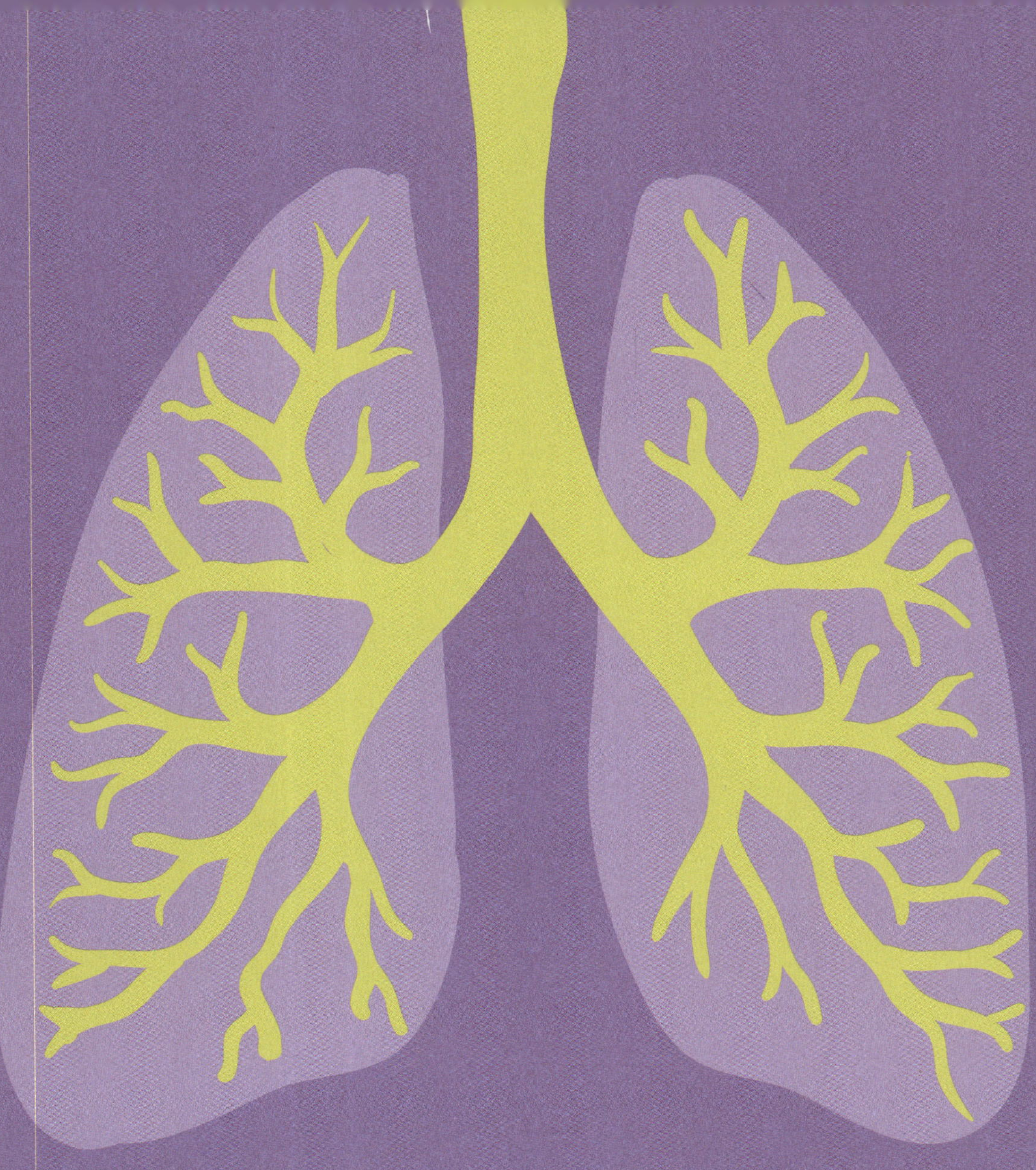

SESSION 5 Lunge und Dickdarm

Macht Mut

Mit diesen Übungen stärkst du deine Zuversicht und setzt klare Prioritäten.

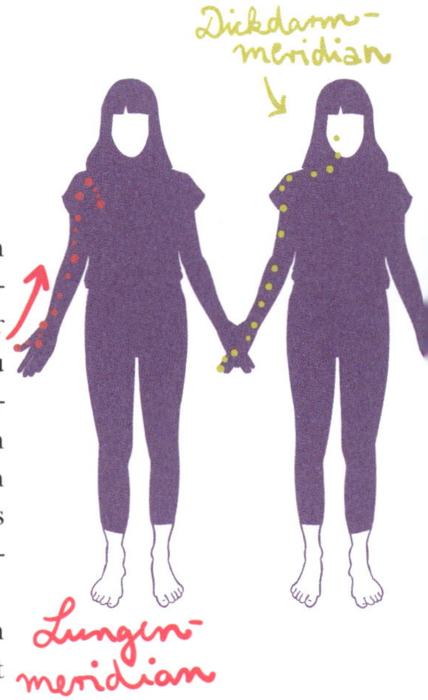

Puh, gar nicht so einfach, sich von ausgedienten Verhaltensweisen und verkrusteten Denkstrukturen zu lösen. Das Gefühl festzustecken kann extrem anstrengend und bedrückend sein. Nur Mut! Es lohnt sich, die alten Wege und Formen zu verlassen und zu durchbrechen. Erst mal tief durchatmen und aufs Wesentliche konzentrieren, statt dich in vermeintlichen Erwartungen der anderen oder in deinen eigenen Erwartungen zu verzetteln. Schreib dir deine eigenen Prioritäten auf die Fahne und sortiere Altes und Verbrauchtes aus. Lass los. Dieses Großreinemachen deiner Seele wird durch Klarheit, Zuversicht und Leichtigkeit belohnt.

In der chinesischen Tradition sind Lunge und Dickdarm mit dem Thema Loslassen, Trauer und Abschiednehmen verknüpft. Und mit der Freiheit, die entsteht, wenn Ballast von dir abfällt und Raum für Neues entsteht. Der Rhythmus des Atems – das Ein- und Ausatmen – ist dafür das beste Beispiel. Die Lunge ist ein riesiges Netzwerk, das über den Atem alle Zellen mit frischem Sauerstoff versorgt und über die Ausatmung Kohlendioxid entsorgt. Sie stellt unseren direkten Kontakt zur Umwelt dar und bildet unsere Abwehrenergie, unser Wei-Chi, das zwischen Knochen und Haut fließt und das Immunsystem stärkt. Auch die Haut, die als großflächiges Atmungsorgan über die Poren eng mit der Lunge kooperiert, hilft dabei, schädliche äußere Einflüsse abzuwehren. Grenzen setzen, aber auch Bindungen eingehen zu können, sind ebenfalls Qualitäten der Lunge. Der Dickdarm unterstützt als Partnerorgan die Entgiftung und das Loslassen.

Ist die Energie der beiden Organe im Flow, blickst du zuversichtlich auf das, was kommt, und richtest deine Antennen aufs Essenzielle aus. Du bist diszipliniert, sortiert und bringst das, was du anfängst, auch zu Ende. Falls es doch mal hakt und du Gefahr läufst, in deinen eigenen Strukturen und Vorstellungen festzuhängen und immer kleinkarierter zu werden, hilft dir dein Atem: Über eine tiefe Atmung kannst du nicht nur deine Lungen füllen, sondern auch Giftstoffe besser ausscheiden und nebenbei deine Seele und dein Herz beruhigen. Alle Übungen, die den Brustkorb öffnen, und alle Haltungen, die Zug auf die Arme bringen, sprechen direkt den Lungen- und den Dickdarmmeridian an.

Und dein Mut? Der wartet nur darauf, mit dir zusammen ins kalte Wasser zu springen.

Der **Lungenmeridian** beginnt unterhalb des äußeren Endes des Schlüsselbeins und verläuft die Innenseite des Armes entlang bis zum körpernah gelegenen Nagelfalz des Daumens.

Der **Dickdarmmeridian** verläuft vom zum Daumen zeigenden Nagelfalz des Zeigefingers auf der Außenseite des Zeigefingers entlang über den ersten und zweiten Mittelhandknochen zur Innenseite des Handgelenks, weiter über die Außenseite des Armes bis zur Schulter und von dort über Hals, Unterkiefer, Wange und endet am unteren Rand des Nasenflügels.

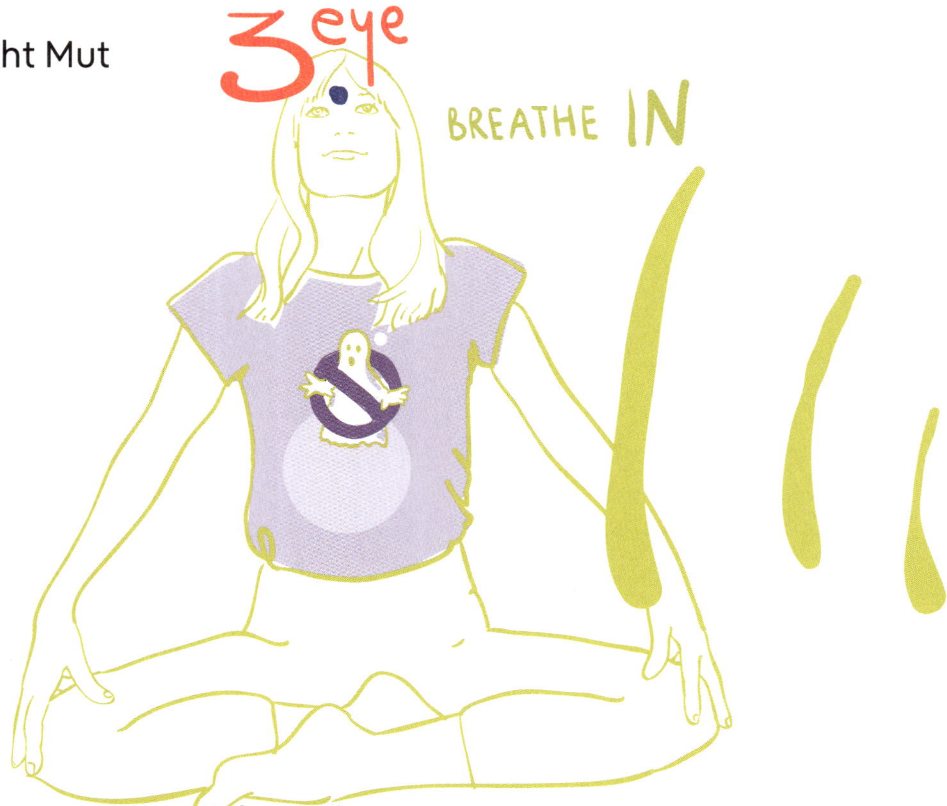

Die Löwenatmung

Roarrrrrr …!

Vertreibe alles, was du nicht willst, und brülle es raus. Spätestens nach der dritten Runde lastet weniger Gewicht auf deinen Schultern und es fällt dir leichter, still zu werden, da der gröbste Ballast bereits weggeroarrrrrrrt wurde, statt weiterhin deine Gedanken zu durchkreuzen.

Rein ins Vergnügen Komme in einen Sitz mit gekreuzten Beinen und lege deine Hände auf den Knien ab. Atme tief ein. Setze ausatmend deine Hände flach vor dir am Boden auf, lehne dich etwas vor, strecke deine Zunge raus, rolle wild mit den Augen und brülle dabei wie ein Löwe. Richte dich einatmend wieder zurück in den Sitz auf und strecke mit dem nächsten Ausatmen in einer nächsten Runde die Zunge raus und lasse wieder dein lautes Löwengebrüll ertönen. Führe 3 bis 5 Runden aus. Spüre anschließend im Sitzen mit geschlossenen Augen ein paar Atemzüge nach.

Der **Löwe** eignet sich eigentlich immer, wenn dich alle nerven, die Anspannung einfach zu groß wird und du der Welt die Zunge rausstrecken willst. Mach das, mit Augenrollen und Gebrüll!

Achtung, Baby Wenn dein Rücken beim Vorbeugen Stress empfindet, lasse einfach deine Hände auf den Beinen und bleibe auch bei der Ausatmung gerade sitzen. Auf einem Stuhl sitzend klappt das auch.

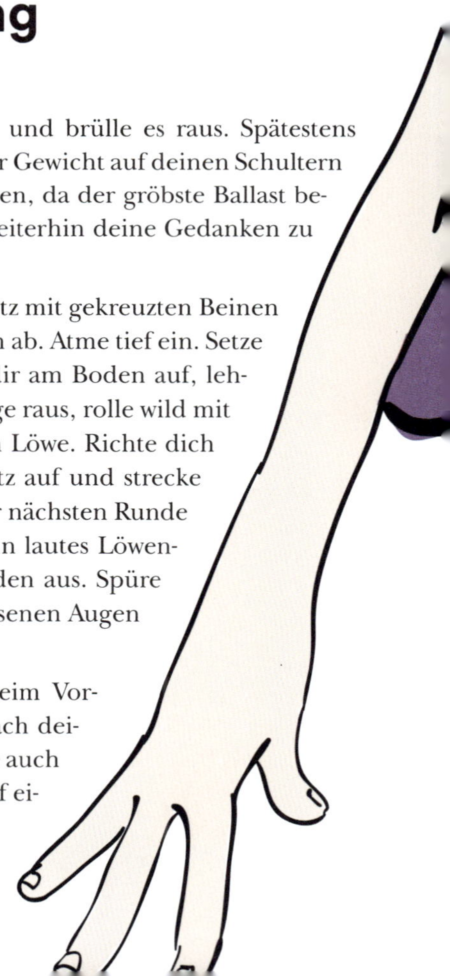

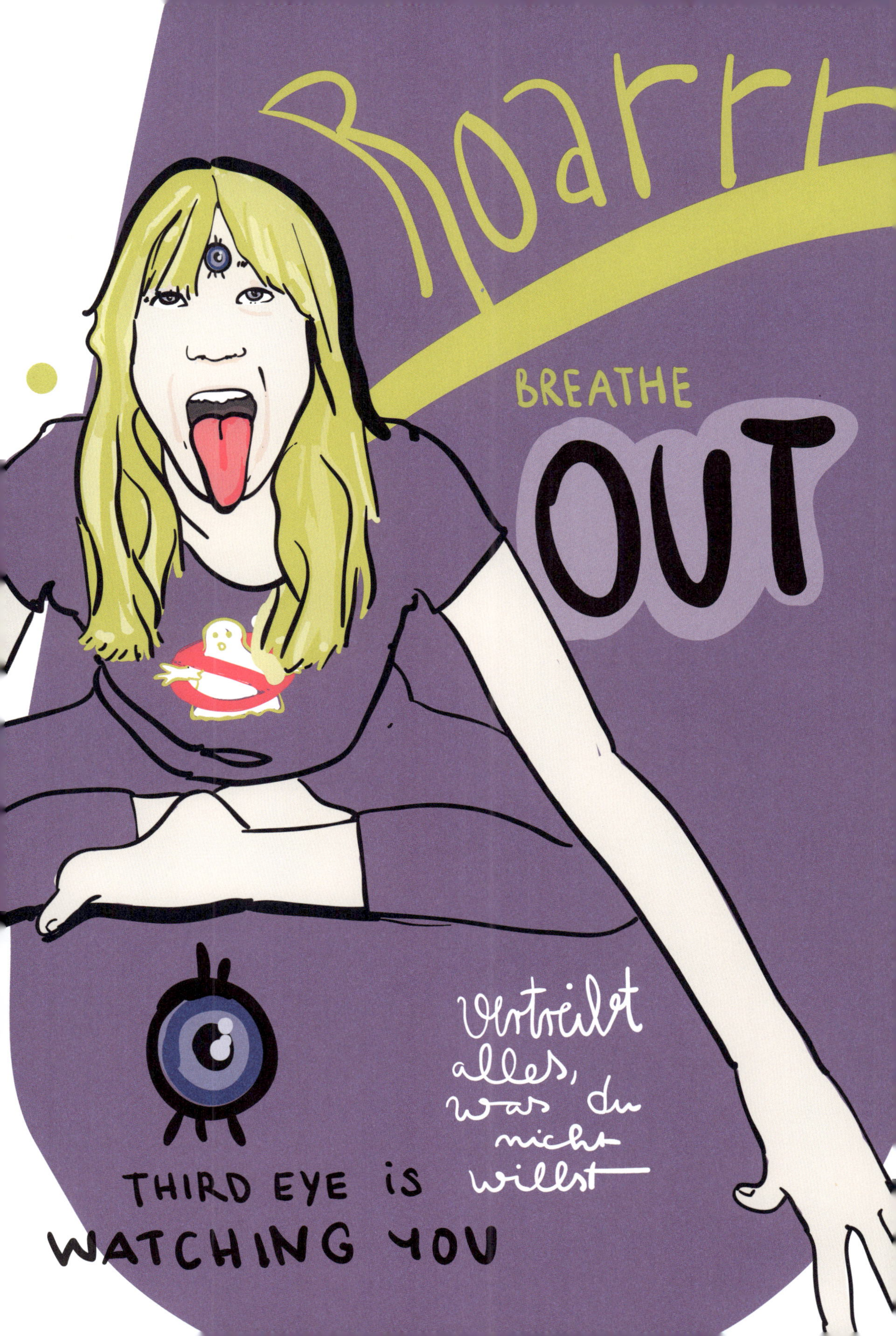

Roarrr
BREATHE
OUT
Vertreibt alles, was du nicht willst
THIRD EYE is WATCHING YOU

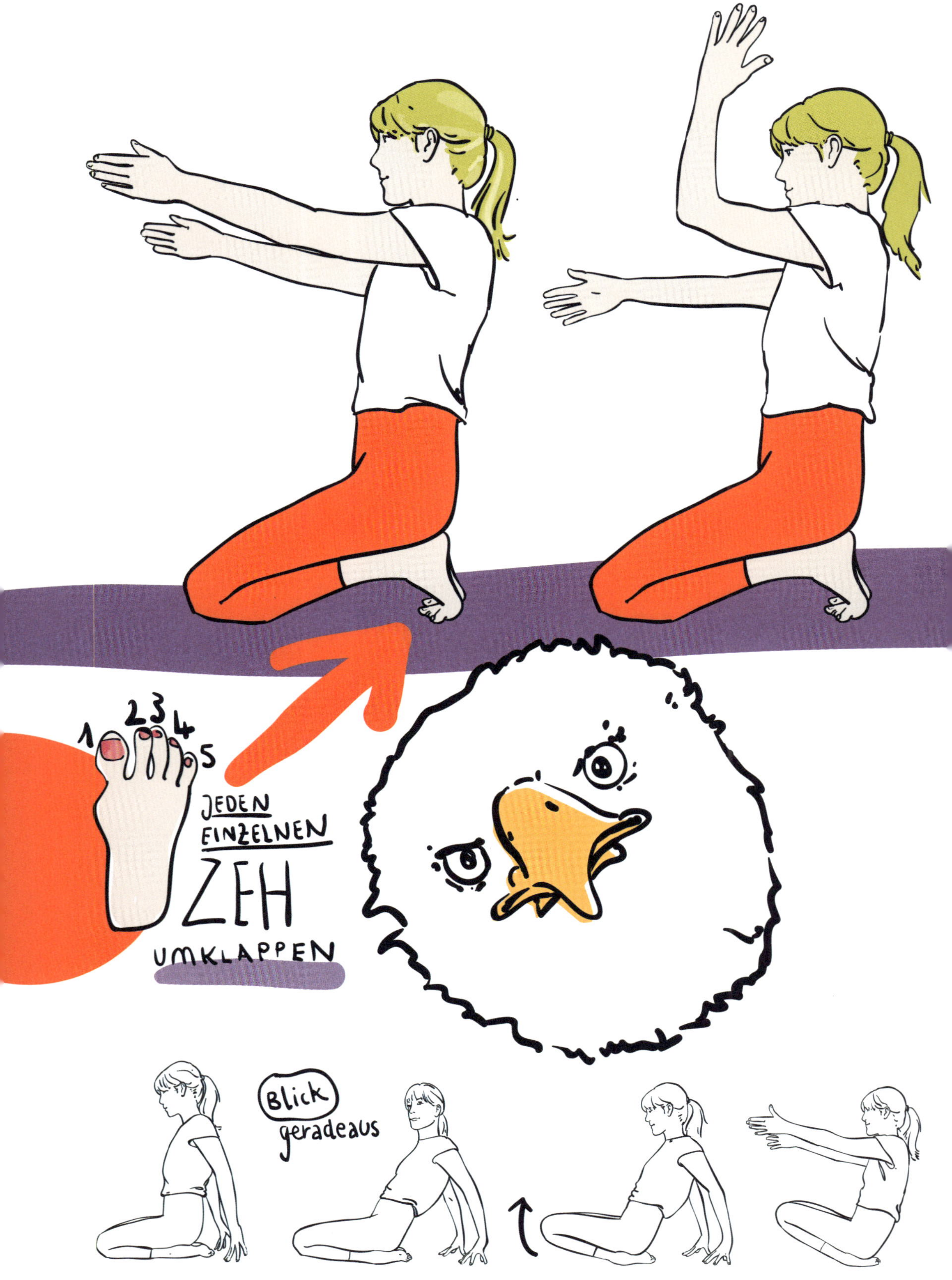
1
2
3
4
5
JEDEN
EINZELNEN
ZEH
UMKLAPPEN
Blick
geradeaus

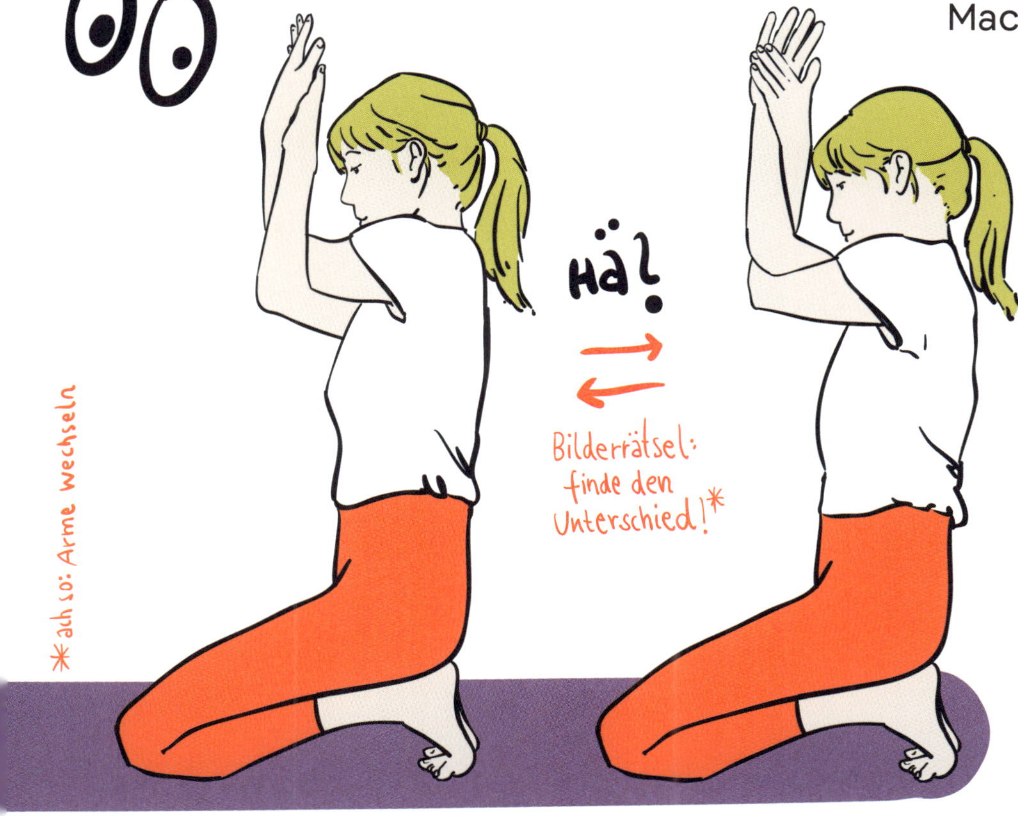

Der Zehensitz mit Adlerarmen

Zick, zack, Zehen ab!

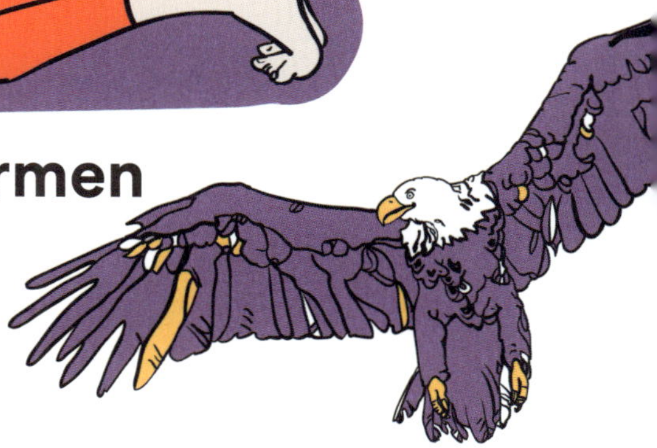

Ach Quatsch, aber es kann sich fast so anfühlen. Danach sind deine Füße so gut durchblutet wie nie. Über die Armhaltung entspannst du Schultern und Nacken. Und die Seele? Fühlt sich frei und wild!

Rein ins Vergnügen Stelle im Fersensitz deine Zehen auf. Lege dir alternativ eine Decke zwischen Po und Fersen oder richte dich in den Kniestand auf, um den Druck zu verringern. Strecke beide Arme lang nach vorn aus, kreuze den rechten Ellbogen um den linken, verschränke die Unterarme und lege die Handflächen aneinander. Klappt das nicht, verhakst du stattdessen die Daumen. Schiebe die Ellbogen vom Brustkorb weg und hebe sie auf Schulterhöhe an. Löse die Haltung auf und schwinge die Arme einmal zu den Seiten auf. Klappe deine Zehen um und setze deine Hände hinter dir auf. Verlagere dein Gewicht leicht nach hinten und hebe, wenn du es schaffst, die Knie an, um den Fußspann zu dehnen. Wechsle die Armposition. Entspanne anschließend im Fersensitz oder in der Kind-Position (Seite 19).

Achtung, Baby Lasse bei Schmerzen in Zehen oder Fußgelenken, aber auch bei Halluxproblemen die Übung aus oder hebe deinen Po hoch in den Kniestand.

Beginne mit einer **halben Minute** pro Seite, wenn diese Haltung für deine Füße und Gelenke extrem herausfordernd ist. Komme sofort raus, wenn es wehtut.

Die **Adlerarme** kannst du auch im Stand ausführen oder auf einem Stuhl sitzend. Sie sind eine super Übung für alle, die viel am Schreibtisch sitzen.

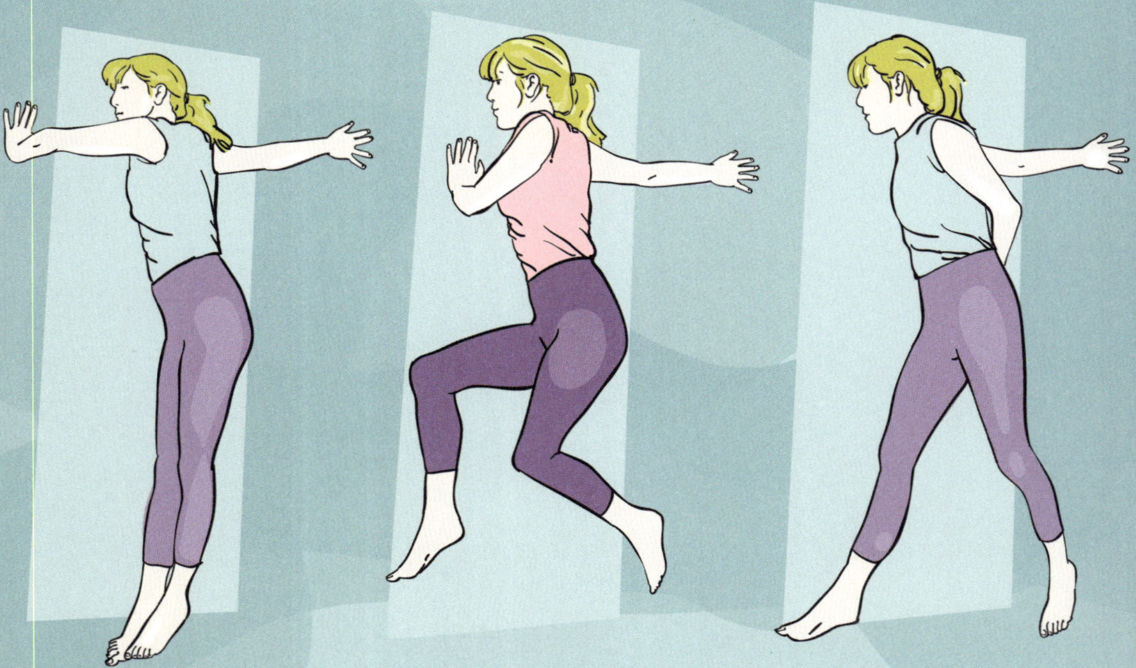

Die offenen Flügel
Open your Arms to me

Mit sanftem Flügelschlag mobilisierst du deinen gesamten Schultergürtel und dehnst deine Brustmuskulatur. Anspannung löst sich auf, dein Herzraum entspannt sich und du blickst neugierig auf alles, was leichtfüßig um die Ecke kommt.

Die Übung klappt auch im Stand: Arm auf Schulterhöhe an der Wand ausstrecken und den Oberkörper langsam seitlich aufdrehen – je nach gewünschter Intensität. Die Füße drehen sich mit.

Rein ins Vergnügen Breite in der Bauchlage beide Arme auf Schulterhöhe weit zu beiden Seiten aus, drehe die Handflächen zum Boden. Setze die linke Hand neben deinem Brustkorb auf und rolle dich auf die rechte Seite. Lege dir eine Decke unter den Kopf, um den Nacken zu entlasten. Versetze das lang gestreckte obere linke Bein etwas nach hinten oder stelle den linken Fuß hinter oder vor dem rechten Oberschenkel auf. Winkle alternativ dein unteres rechtes Knie an. Über die Beine veränderst du die Position des Beckens und die Dehnung des Brustkorbs, sei dabei sehr achtsam. Für eine intensivere Öffnung lässt du den oberen Arm hinter deinen Rücken Richtung Boden sinken. Drehe dich anschließend zurück auf den Bauch. Wechsle die Seite. Entspanne in der Kind-Position (Seite 19) oder in der Bauchlage.

Achtung, Baby Schiebe deinen unteren Arm tiefer oder winkle den Ellbogen an, falls der Zug in Schultern und Brustkorb zu intensiv ist.

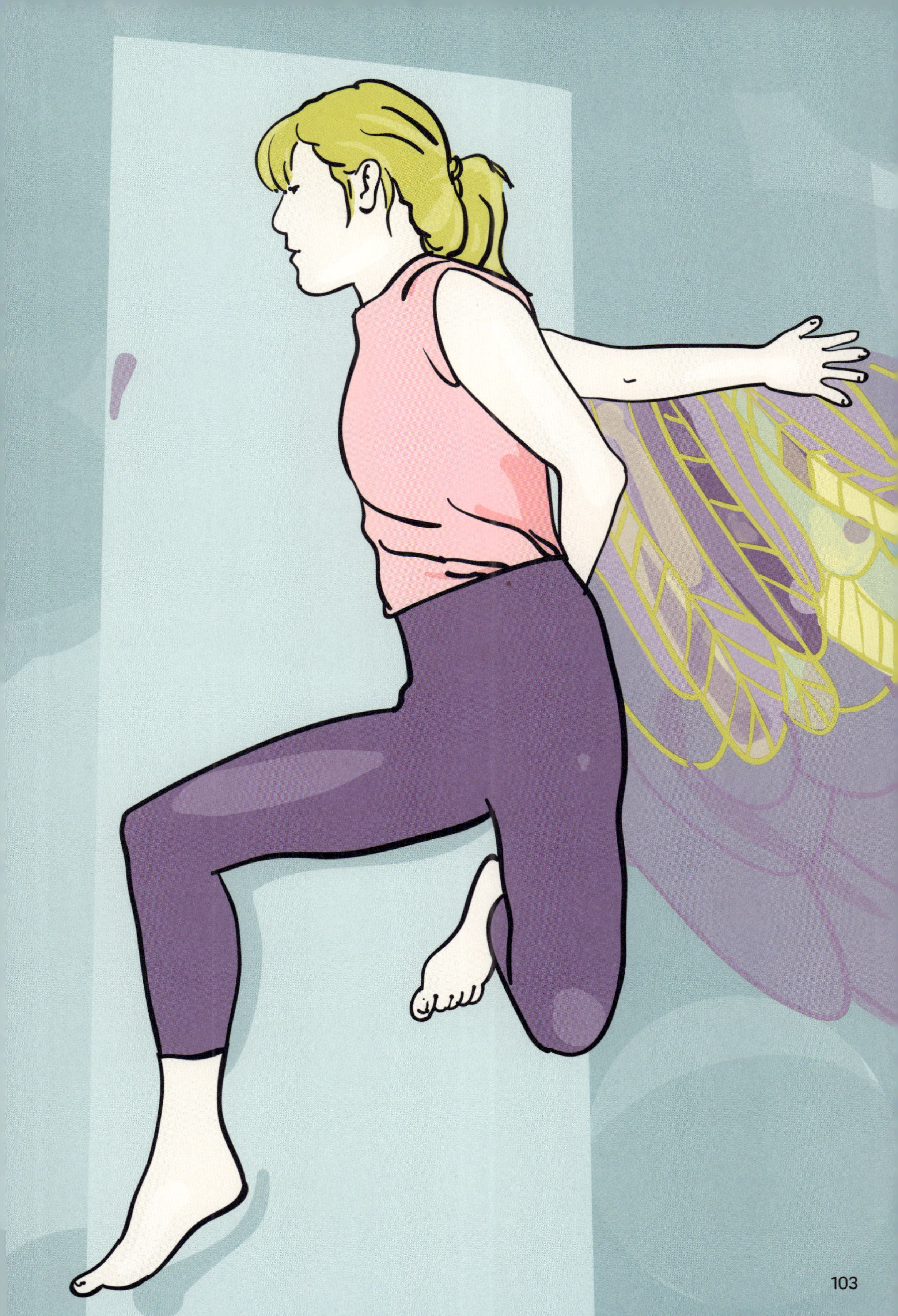

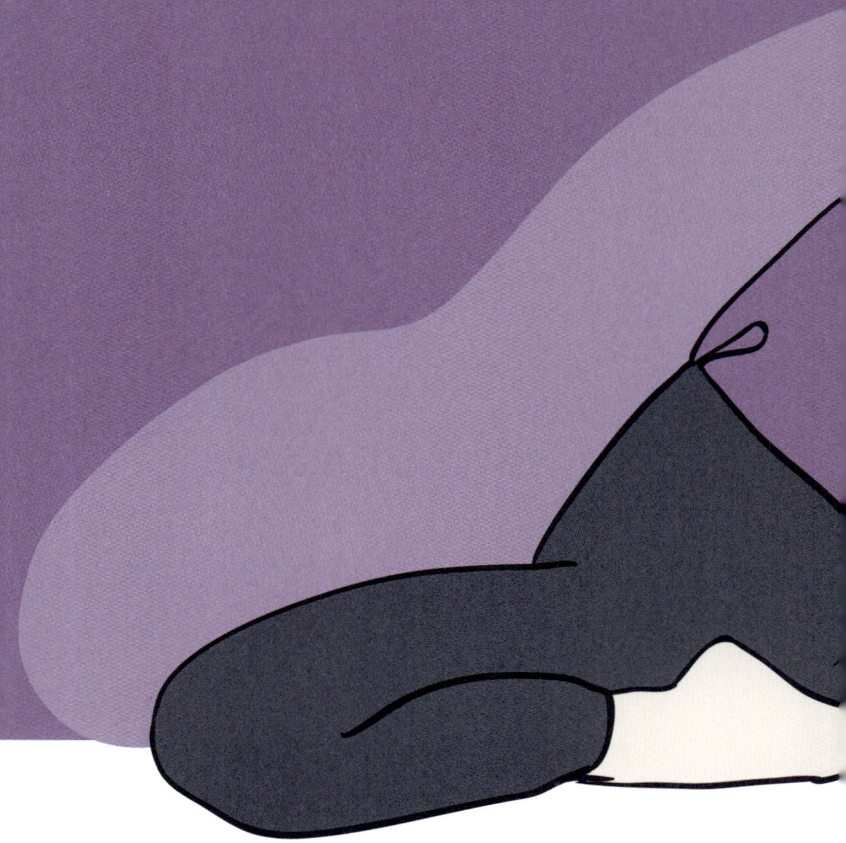

Die halbe Libelle mit Seitneige
Die Flatter Flatter machen

Jetzt ist der beste Moment, um zur Landung anzusetzen und entspannt bei dir anzukommen. Deine Flanken inklusive Schultern und Rücken werden durch den Seitenwechsel sowohl gedehnt wie auch gestaucht – eine super Massage für dein Gewebe.

Rein ins Vergnügen Öffne deine Beine in eine Grätsche. Winkle dein rechtes Bein an und ziehe die Ferse zum Körper. Lege deinen linken Arm an der Innenseite des linken Oberschenkels am Boden oder auf einem Block ab. Neige deinen Oberkörper nach links. Strecke den rechten Arm über den Kopf nach links aus oder lege die Hand an deinen Hinterkopf, so können Kopf und Arm sich gegenseitig stützen. Halte alternativ den Kopf mit der unteren Hand. Schiebe beide Sitzhöcker in den Boden. Richte dich anschließend auf, spüre nach und wechsle die Seite. Entspanne danach im Scheibenwischer (Seite 22) oder in der Rückenlage.

Achtung, Baby Ist diese Haltung für deine Schultern zu stressig, dann lege den rechten Handrücken am unteren Rücken an. Setze dich auf eine Decke, falls dein unterer Rücken hinter deine Sitzknochen sinkt.

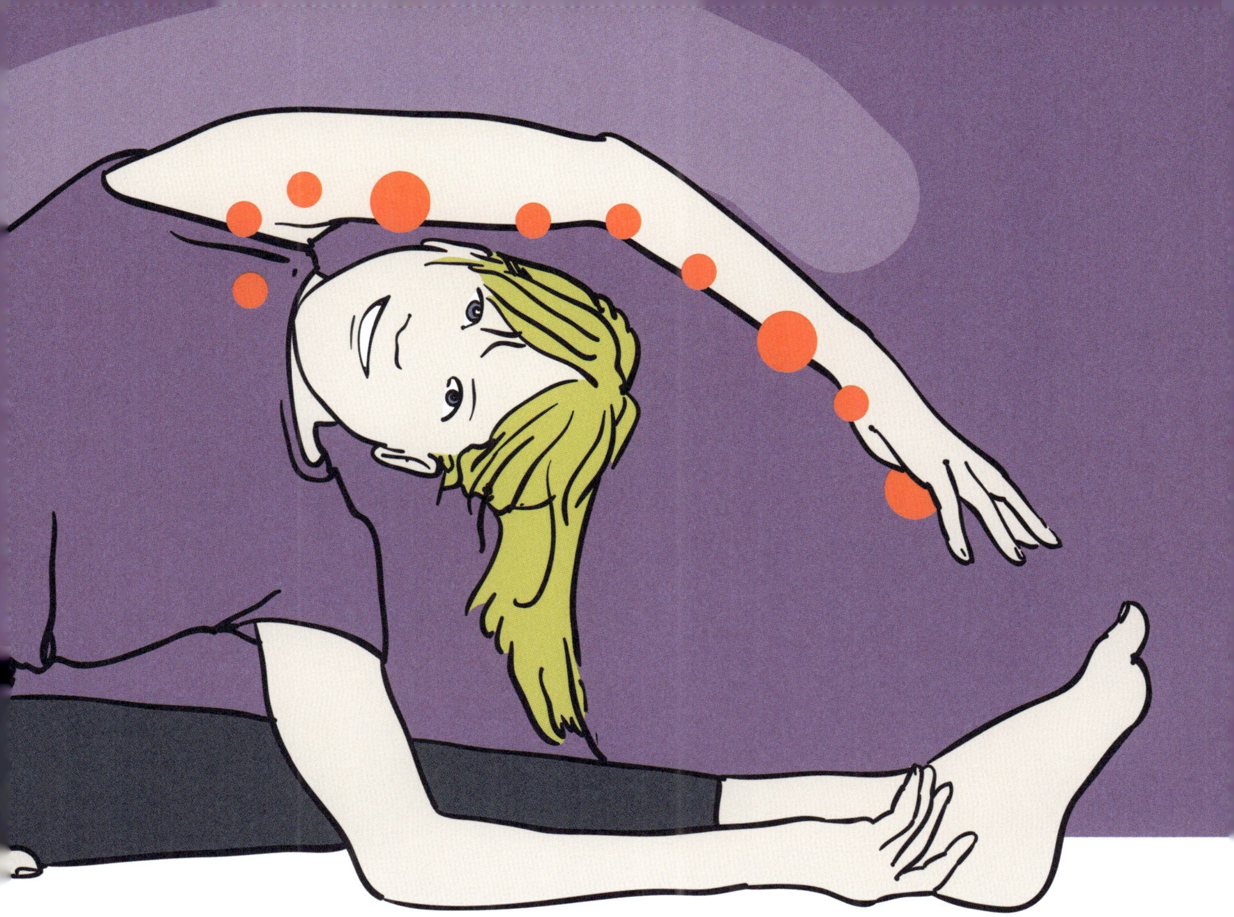

Über die Armposition sprichst du Herz- und Lungenmeridian, über den Stretch der Körperseite vor allem den Gallenblasenmeridian an.

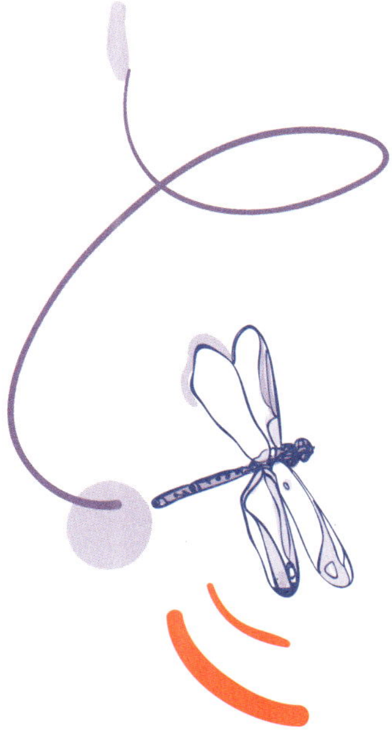

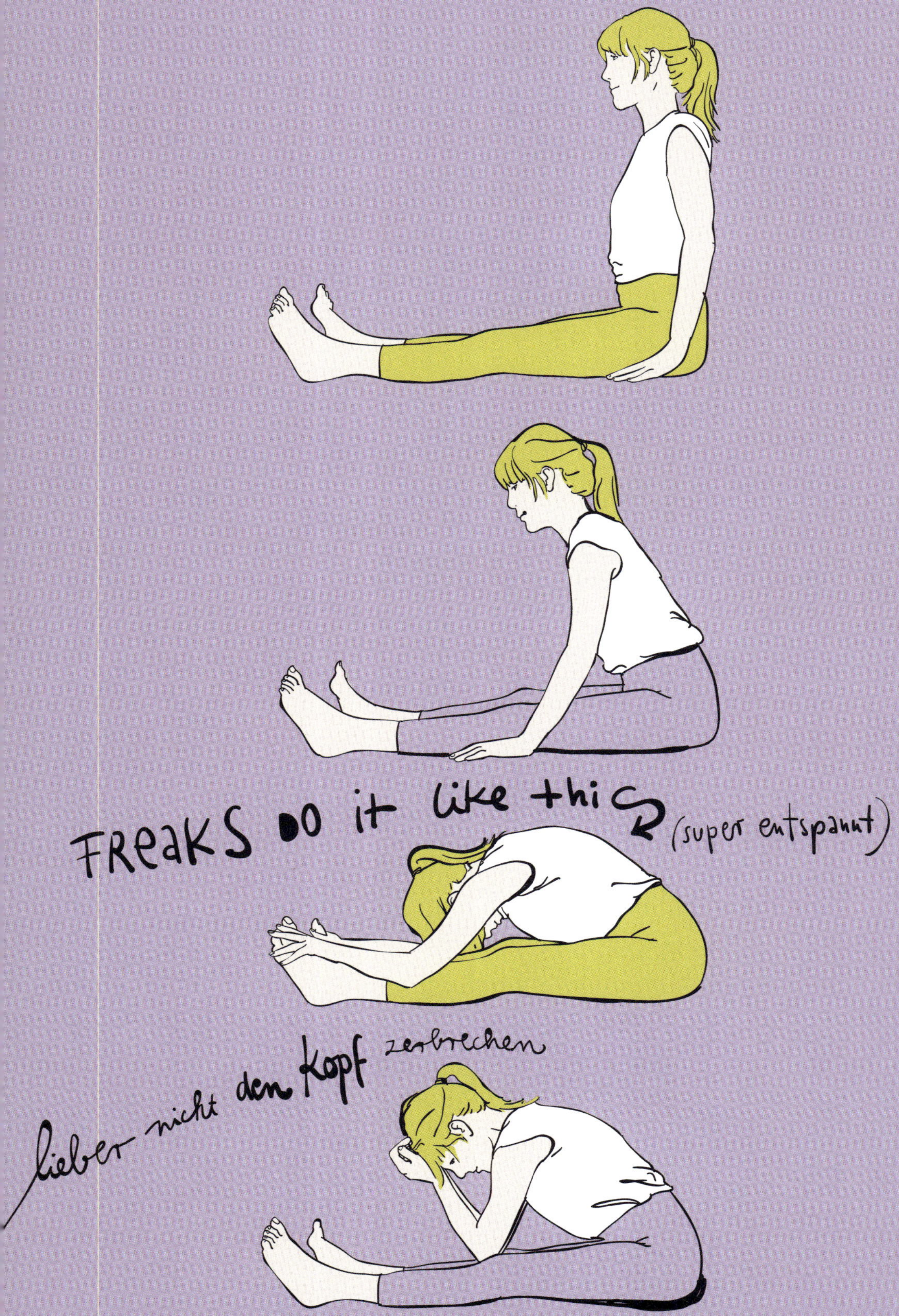
FREAKS DO it like this
(super entspannt)
lieber nicht den Kopf zerbrechen

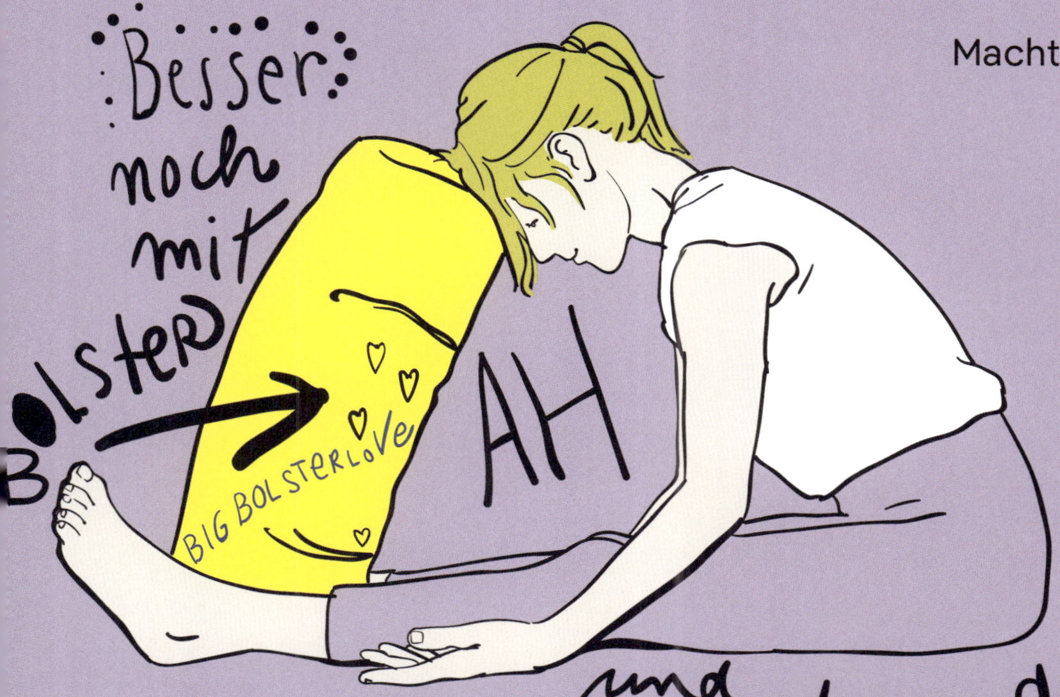

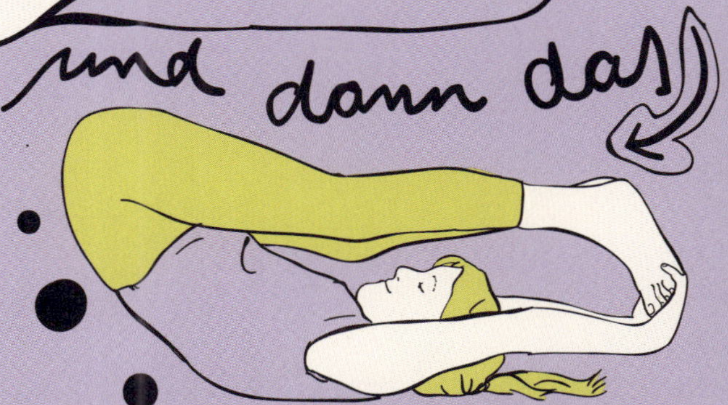

Die Raupe
Verbeuge dich vor dir selbst

Oh, là, là, hier streckst du dich in die tiefsten Schichten deines Ichs hinein, was recht herausfordernd sein kann und wahre Hingabe erfordert. Die Längsbänder deiner Wirbelsäule werden ordentlich auf Zug gebracht, während du immer mehr loslässt und den Fokus nach innen richtest.

Rein ins Vergnügen Beginne im Sitzen mit ausgestreckten Beinen. Um den Rücken und deine Beinrückseiten zu entlasten, setze dich auf eine Decke, beuge deine Knie und lege eine gerollte Decke oder ein Kissen darunter. Neige dich aus der Hüfte mit deinem Oberkörper nach vorn. Stütze deinen Kopf auf einem Bolster, deinen Händen oder auf deinen Beinen ab. Lege die Arme entspannt neben dir auf dem Boden ab. Richte dich langsam wieder auf, setze deine Hände hinter dir auf und spüre nach. Abschließend ist der Tisch (Seite 26) ideal, um deinen Rücken zu entlasten – oder entspanne dich in der Rückenlage.

Achtung, Baby Lasse dich bei Rückenproblemen nur sehr sanft nach vorn sinken oder halte den Rücken gerade. Sinke nur so weit nach vorn, dass dein Brustkorb weich bleibt und dein Atem weich und frei fließen kann.

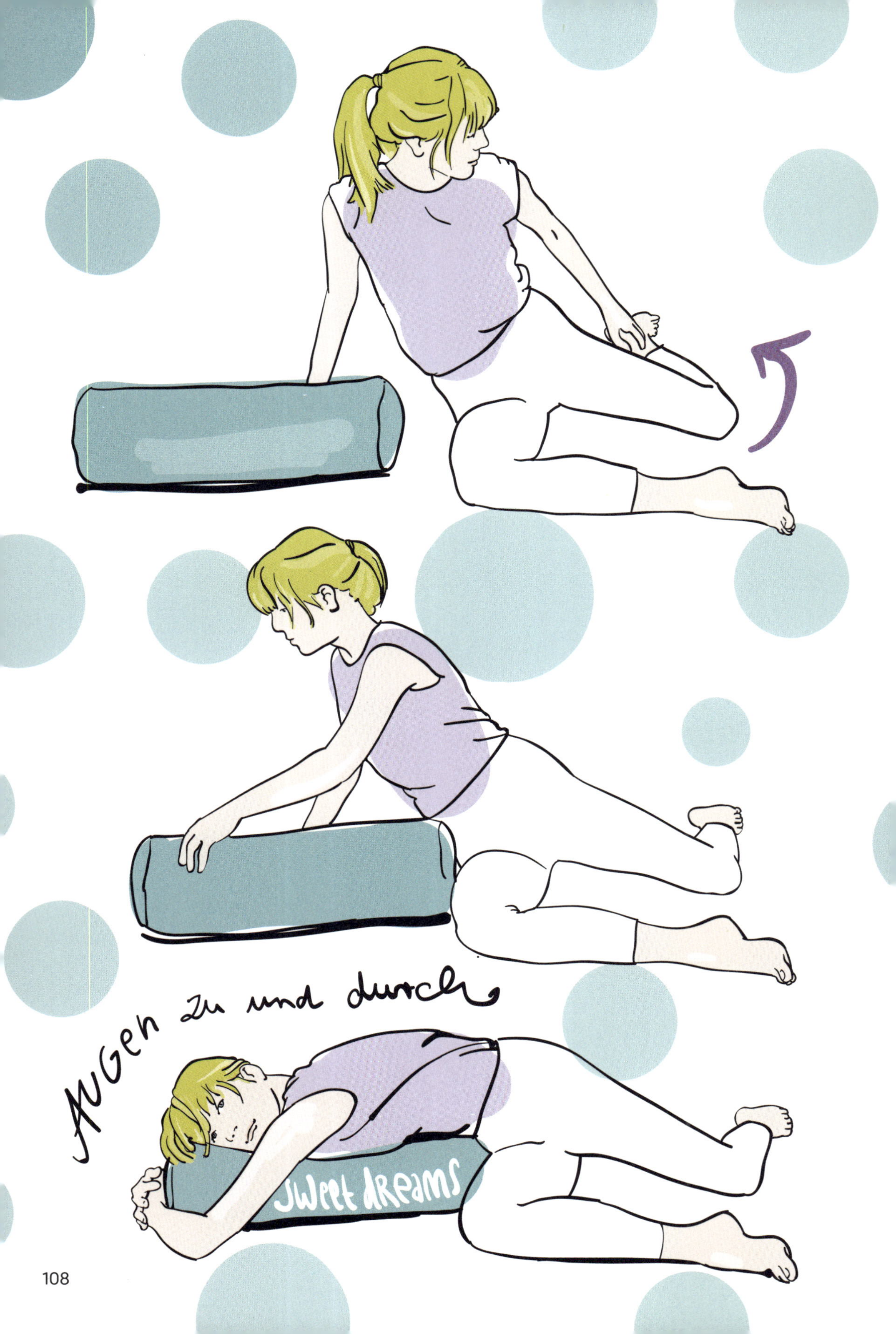
AUGen zu und durch
Sweet dreams

Das liegende Reh
Kaum auszuhalten – so schön kuschelig!

Hip, hip, hooray! Diese gemütlich daherkommende Haltung stellt eine doppelte Umdrehung deiner Hüfte dar. Das vordere Bein wird nach außen, das hintere nach innen rotiert. Sinn der ganzen Sache ist mehr Beweglichkeit und Flexibilität im Becken.

Rein ins Vergnügen Lege ein Bolster oder eine aufgerollte Decke ans obere Mattenende. Setze dich direkt davor und winkle dein rechtes Bein in einem 90-Grad-Winkel an, sodass der Unterschenkel vor dem Bolster liegt. Strecke das linke Bein nach hinten und beuge es ebenfalls in einem 90-Grad-Winkel an, falls das möglich ist. Neige den Oberkörper aus der Hüfte heraus langsam nach vorn. Strecke die Arme auf Schulterhöhe zu beiden Seiten aus oder lege sie um das Bolster. Setze alternativ die Unterarme auf. Richte dich anschließend langsam auf, spüre einen Moment in der Kind-Position nach, wechsle dann die Seite und entspanne dich schließlich in der Rückenlage.

Du kannst das Reh auch im Sitzen mit aufrechtem Oberkörper ausführen. Achte unbedingt darauf, dass beide Sitzhöcker am Boden bleiben.

Achtung, Baby Falls der rechte Winkel in den Beinen deine Hüfte zu sehr fordert, verändere die Beinposition. Bei Knieproblemen diese Haltung bitte auslassen.

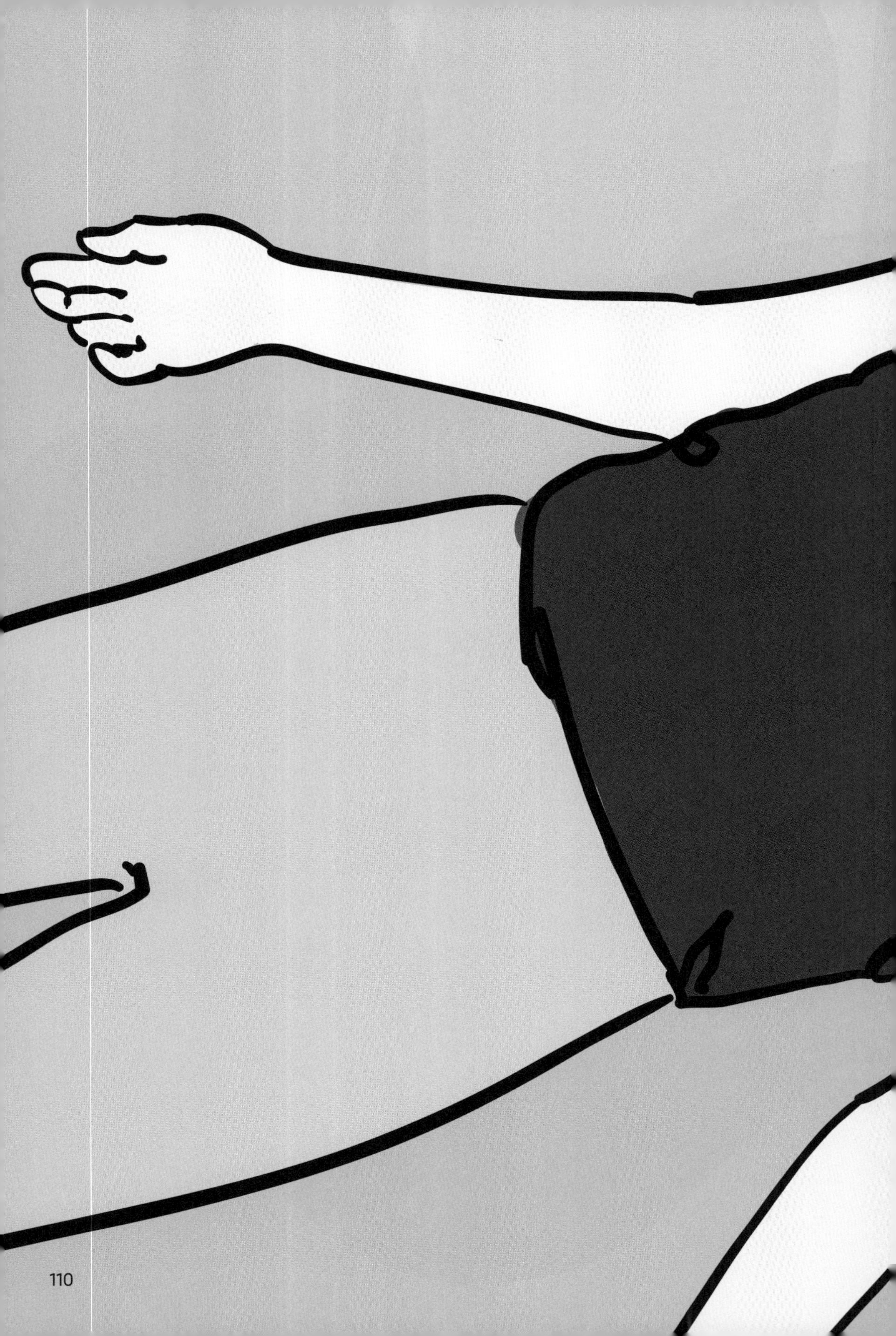

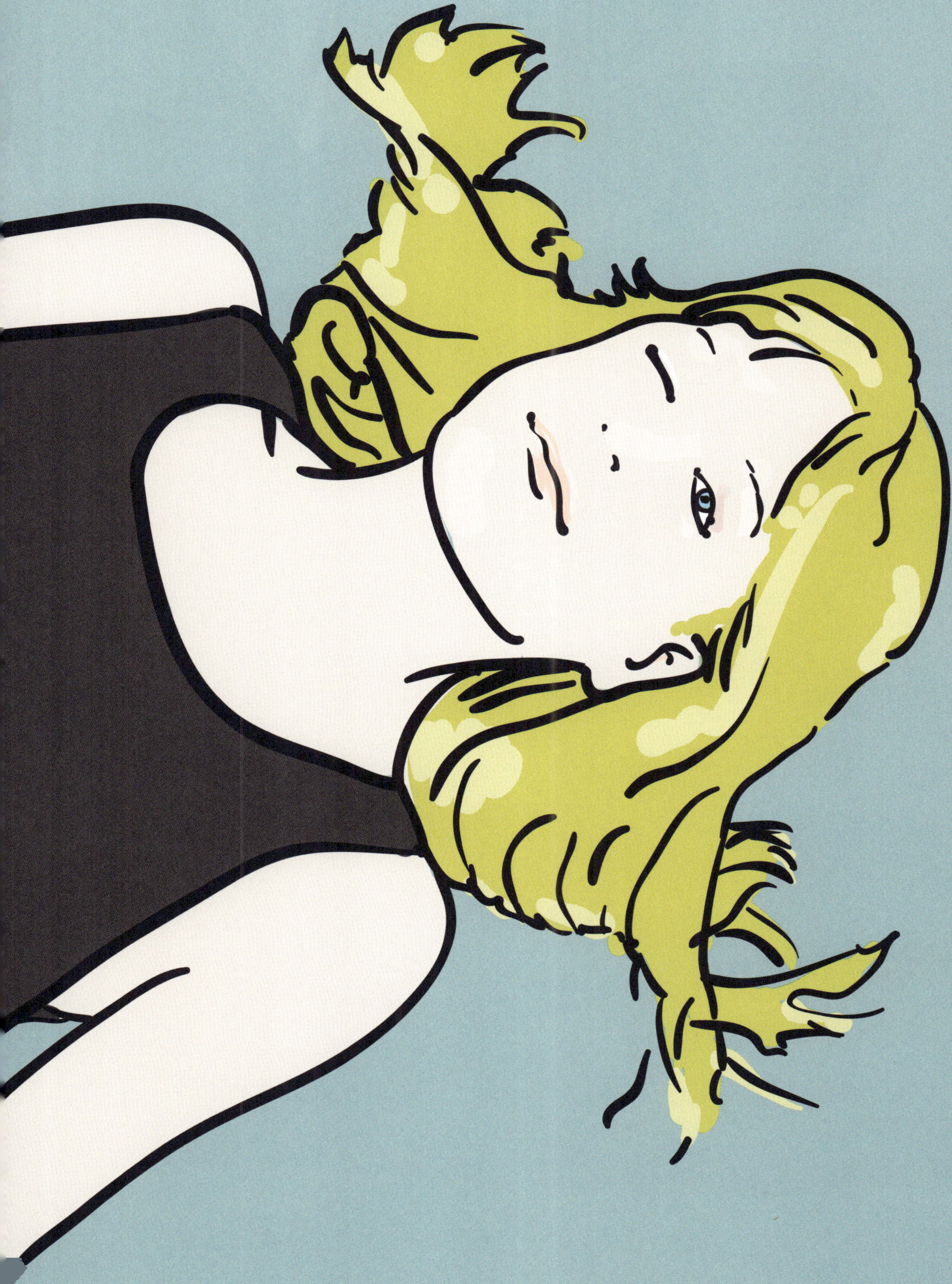

Savasana
Anleitung siehe Seite 28

Lokah Samastah Sukhino Bhavantu

Mantra
Mögen alle Lebewesen glücklich und frei sein. Mögen alle Lebewesen Glück und Harmonie erfahren.

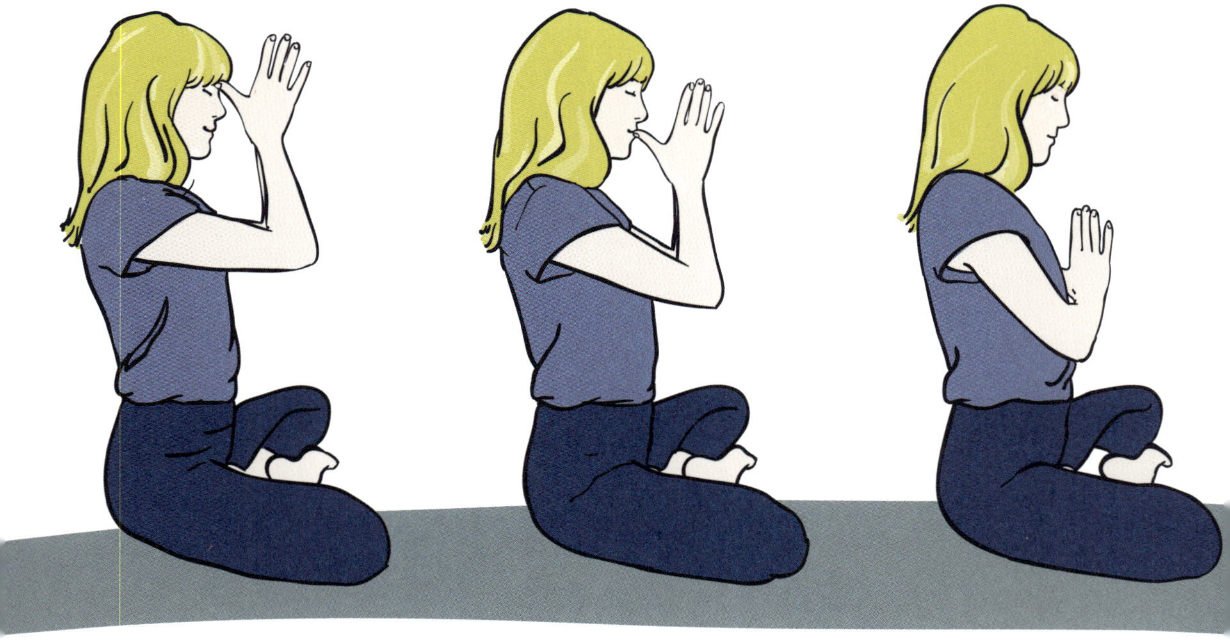

Danke

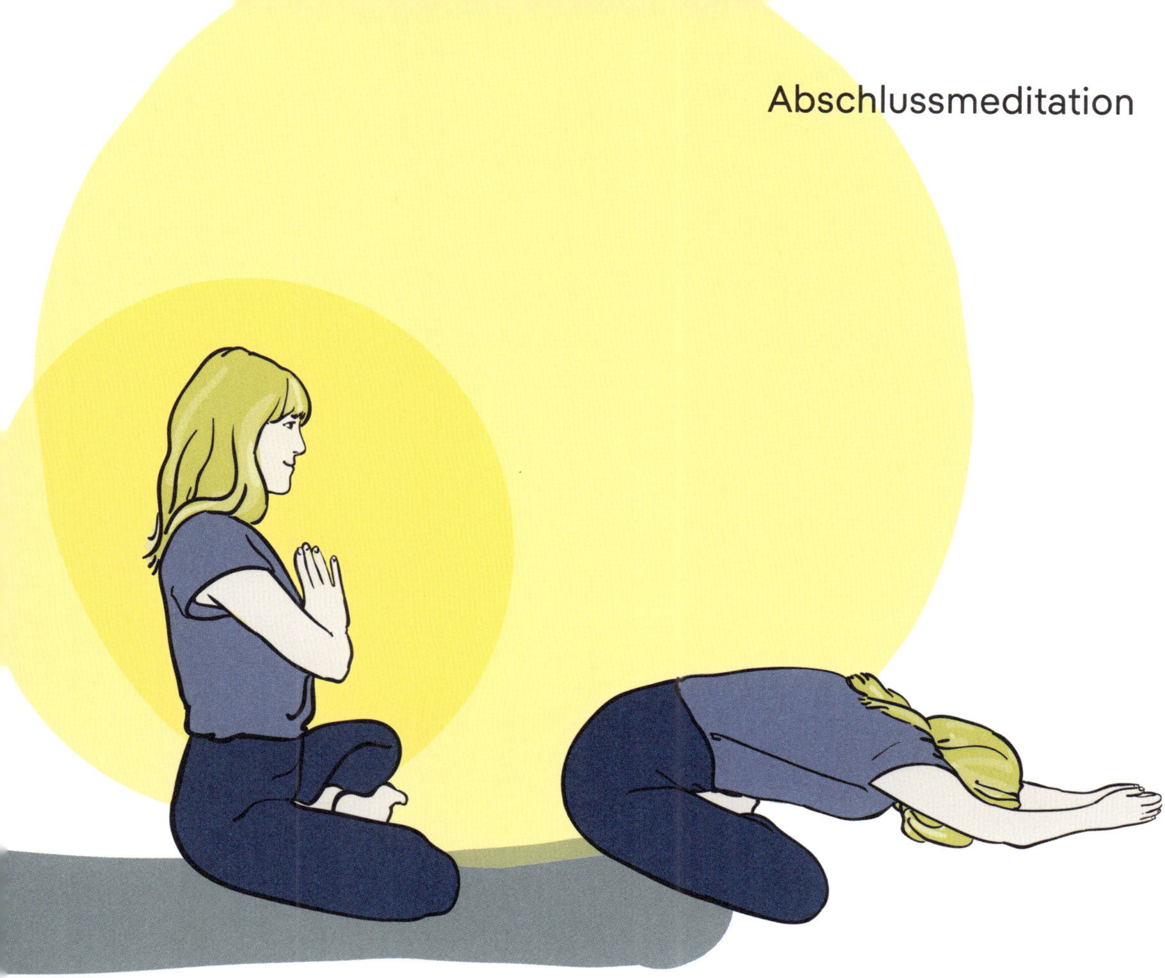

Danke dir selbst
Für klare Gedanken, wahre Worte und ein offenes Herz

Setze dich nach deinem Savasana in einen aufrechten Sitz mit gekreuzten Beinen. Lege deine Hände entspannt auf deinen Beinen ab. Lasse deine Augen geschlossen, richte deine Wirbelsäule auf und lausche deinem Atem. Spüre ein paar Atemzüge in Stille nach.

Strecke einatmend deine Arme über die Seiten lang nach oben, lege beide Handflächen aneinander und setze deine Daumen sanft ans Brustbein. Jetzt wäre Zeit für ein oder mehrere OMs. Spüre dem Klang nach und setzte deine Daumen an den Punkt zwischen deinen Augenbrauen – das dritte Auge, der Sitz deiner Intuition – für klare Gedanken. Führe die Daumen weiter zu deinen Lippen – für wahre Worte – und bringe sie abschließend zum Brustbein: für Mitgefühl und ein offenes Herz. Beuge deinen Oberkörper vor und verneige dich vor dir selbst und vor all deinen Lehrern. Namasté.

Yoga-ABC
Eine kleine Übersicht der wichtigsten Yogabegriffe, die im Text auftauchen

A

Asana Sanskritbezeichnung für »Yogahaltungen«. Im Yin Yoga finden sich keine Sanskritbegriffe für die Übungen, sondern es werden bewusst andere Bezeichnungen gewählt, um diesen ruhigen, passiven Yogastil von den dynamischen Varianten abzugrenzen. Yin-Haltungen unterscheiden sich vor allem in Übungen für Hüften und Beine sowie Haltungen für den Oberkörper und die Arme. Nichtsdestotrotz lassen sich die Yin-Haltungen in folgende Kategorien einteilen: Drehungen, Rückbeugen, Vorbeugen, Umkehrhaltungen.

B

Block Hilfsmittel im Yoga, um mit dem Körper verschiedene Winkel und Höhen einnehmen zu können und um sich darauf abzustützen, beispielsweise beim unterstützten Schulterstand. Besteht meistens aus Kork oder Schaumstoff.

Bolster Dicke Yogarolle, die wunderbar geeignet ist, um den Körper erhöht abzulegen und in bestimmten Haltungen zu unterstützen. Wer keins hat, rollt sich eine Decke zusammen.

C

Chi oder Qi In der chinesischen Medizin bezeichnet Chi die Energie, die durch unseren Körper fließt. Dabei wird zwischen vorgeburtlicher Energie, wie unter anderem der Nierenenergie, und der Energie, die über die Atmung oder die Nahrung aufgenommen werden kann, unterschieden.

D

Drittes Auge Der Punkt zwischen den Augenbrauen, hier sitzt deine Intuition.

Drehungen Lösen Verspannungen entlang der Wirbelsäule, wirken entgiftend.

F

Faszienketten Oberflächliche myofasziale Leitbahnen, die unsere Bewegungen koordinieren.

M

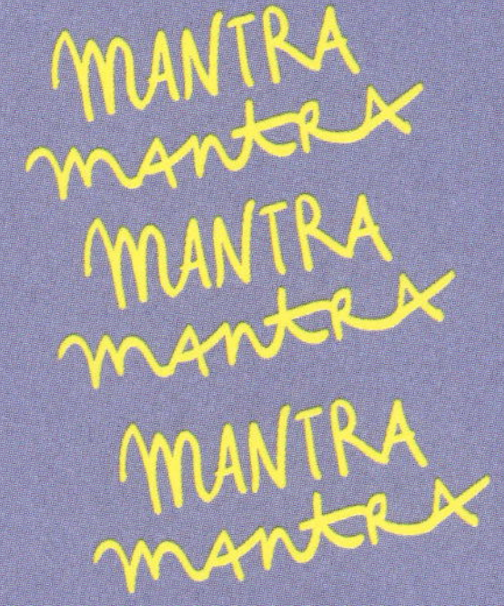

Mantras Konzentrationswörter, die den Geist bündeln und vor negativen und störenden Gedanken schützen können. Es können Silben, Wörter oder Sätze sein, die wiederholt leise oder laut gesprochen oder auch gesungen werden.

Meridiane Feinstoffliche Energiebahnen im Körper, über die das Chi durch den Körper fließt. Mehr dazu auf Seite 8.

Mudras Handgesten, die Energien lenken, wie das Anjali Mudra (Seite 37) oder das Vishnu Mudra (Seite 82). Jeder Finger steht für besondere Qualitäten. So werden beispielsweise beim Chin Mudra (Daumen- und Zeigefingerkuppen berühren sich), das beim Meditieren oft eingenommen wird, über das Zusammenlegen von Daumen und Zeigefinger das individuelle Wissen oder auch dein Ego (Zeigefinger) mit dem Universellen (dem Daumen) verbunden.

N

Nadis Die Energiekanäle im Körper, durch die Prana fließt (Yoga). Es gibt unzählige Nadis, wobei sich ein großes Geflecht unter anderem im Solarplexus sammelt. Ähnlich der Meridiane in der TCM.

O

OM Der heilige kosmische Klang, der Urklang. Über das Tönen bringst du dein gesamtes System inklusive des Fasziengewebes zum Schwingen. Das OM ist eigentlich ein AUM, das die verschiedenen Zustände des Bewusstseins umfasst sowie die Stille nach dem Klang. Es wirkt reinigend und zentriert die Energie.

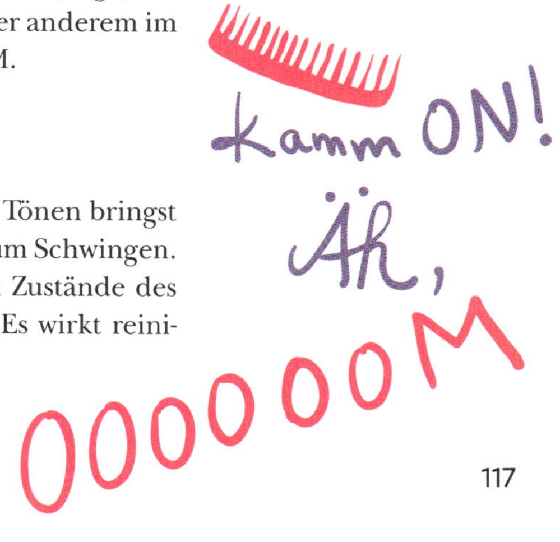

P

Prana Die feinstoffliche Lebensenergie, die durch unseren Körper fließt (im Yoga) und die in allem enthalten ist.

Pranayama Atemlenkung oder auch Kontrolle des Atems. Atemtechniken, über die Körper und Geist durch bewusst gesteuerte Ein- und Ausatmung harmonisiert werden können.

R

Rückbeugen Öffnen die Vorderseite, schaffen Raum und Weite.

S

Sanskrit Altindische Sprache (Gelehrtensprache), in der viele der grundlegenden Yogatexte verfasst sind. In vielen Yogastilen wird der Sanskritname für die Asanas verwendet.

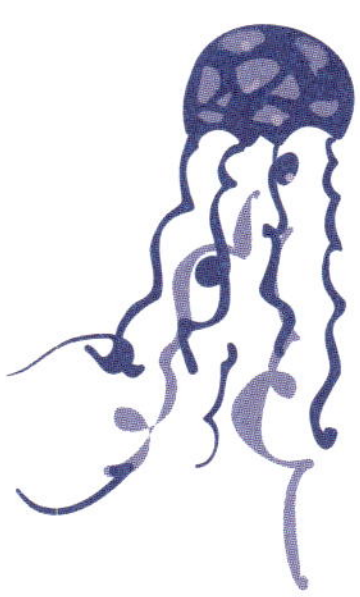

Savasana Die wichtigste Asana: die Endentspannung nach der Yogapraxis. Übersetzt bedeutet es »Die Totenstellung«. Auf keinen Fall ausfallen lassen, da jetzt das ganze System noch mal auftankt und sich alles, was du vorher mit den Haltungen in Schwung gebracht hast, setzen kann.

T

TCM Abkürzung für die traditionelle chinesische Medizin, in der die Organe und die dazugehörigen Meridiane eine wichtige Rolle bei der Diagnose und Heilung spielen. Westliche und östliche Organfunktionen weichen mitunter voneinander ab.

U

Umkehrhaltungen Hier steht das Herz über dem Kopf, was neue Blickwinkel schafft und das System entspannt.

V

Vorbeugen Lenken den Blick nach innen und strecken die Körperrückseite.

Y

Yang Yoga Darunter fallen in Abgrenzung zum Yin Yoga eigentlich alle aktiven, dynamischen Yogastile, die die Muskulatur stärken und dehnen, unabhängig von anderen theoretischen oder philosophischen Ansätzen. Dazu gehören Vinyasa, Ashtanga, Jivamukti Yoga ... Doch auch hier finden sich immer ruhige Yin-Aspekte in den Sequenzen.

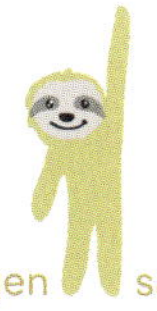

Böse Zungen sagen auch »faules Yoga«!

Yin Yoga Ruhiger, passiver Yogastil, in denen die Haltungen hauptsächlich im Sitzen und Liegen stattfinden und lange gehalten werden, um das myofasziale Gewebe anzusprechen, so wie in diesem schönen Buch.

Yin und Yang Duale Qualitäten wie »weich und hart«, »hell und dunkel«, »passiv und aktiv«, die jeweils auch Aspekte des anderen in sich tragen und erst dadurch zu einem Ganzen werden.

Yoga Altindische ganzheitliche Körperlehre, die in unterschiedlichsten Varianten praktiziert wird, und Asana, Meditation und Pranayama umfasst.

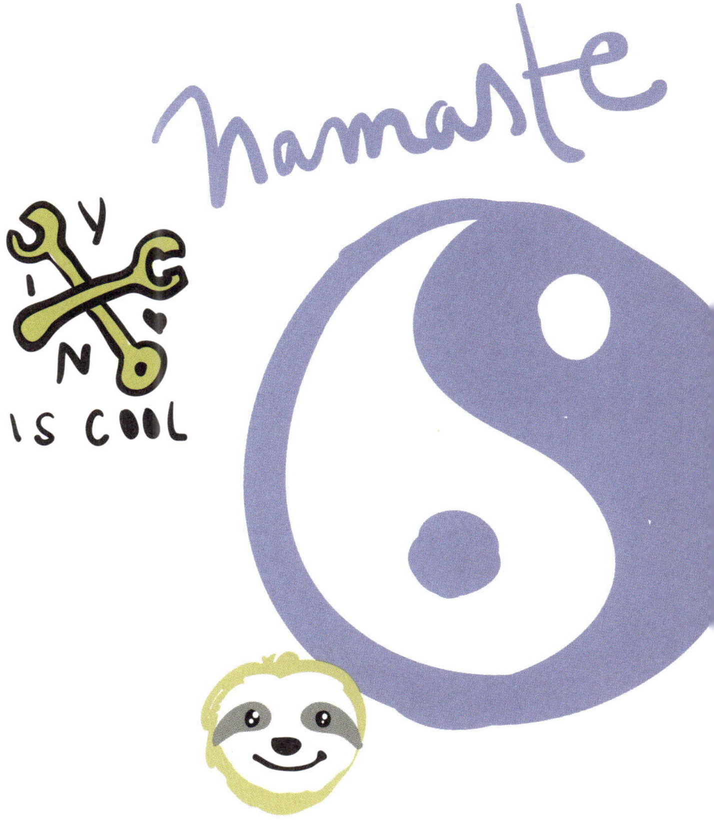

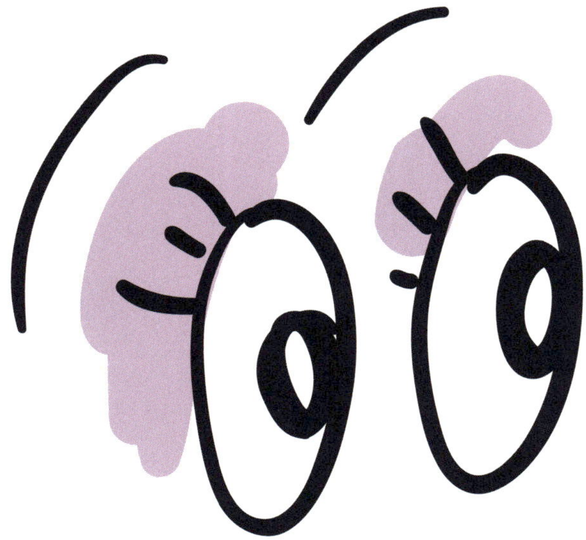

Literaturtipps

Eine Auswahl der grundlegenden Übungsbücher, die alle Aspekte der **Yin-Yoga-Praxis** umfassen

Stefanie Arend: Gesund durch Yin Yoga. Südwest Verlag, München, 2016.
Stefanie Arend: Yin Yoga. Der sanfte Weg zur inneren Mitte. Schirner Verlag, Darmstadt, 2011.
Helga Baumgartner: Yin Yoga. Üben für innere Ruhe & Entspannung. blv, München, 2020.
Bernie Clark: Yin Yoga. The Complete Guide to Yin Yoga. The Philosophy & Practice of Yin Yoga. White Cloud Press, Ashland/Oregon, 2011; deutsche Ausgabe: Das große Yin Yoga Buch. Trias Verlag, Stuttgart, 2018.
Paul Grilley: Yin Yoga. Outline of a Quiet Practice. White Cloud Press, Ashland/Oregon, 2002.
Renè Hug: Yin. Restorative.Yogatherapie. »Die Quelle des Daseins«. Schweizer Literaturgesellschaft, Zug, 2017.
Biff Mithoeffer: The Yin Yoga Kit. The Practice of Quiet Power. Healing Arts Press, Rochester/Vermont, 2006.
Sarah Powers: Insight Yoga. Die Synthese von Yoga, Meditation und traditionellem chinesischem Heilwissen. Arbor Verlag, Freiburg, 2013.
Christine Ranzinger: Yin Yoga. Sanfte Übungen für innere Kraft und Harmonie. Irisiana Verlag München, 2014.
Mirjam Wagner. Yin for Life. Nourishing guidance for women in all stages. Independently published, 2021.

Mehr über chinesische Medizin und die **Meridiane**

Ted J. Kaptchuk: Das große Buch der chinesischen Medizin. Die Medizin von Yin und Yang in Theorie und Praxis. Knaur Verlag, München, 2010.
Daniel Keown: Der Funke im System: Wie die chinesische Medizin die Rätsel der westlichen Medizin löst. Elsevier Verlag, München 2021.
Nirgun W. Loh, Sakina K. Sievers: Himmlische Punkte. Das Praxisbuch der Akupressur. ShenDo Verlag, Stellshagen, 2020.

Faszien in all ihrer Pracht und Wirksamkeit

Daniela Meinl: Das große Faszien Yoga Buch. Das fasziale Netz gezielt in die Yoga-Praxis integrieren. Irisiana, München, 2017.
Thomas Myers: Anatomy Trains. Myofasziale Leitbahnen. Elsevier, München, 2015.
Robert Schleip, Johanna Bayer: Faszien Fitness. Vital, elastisch, dynamisch in Alltag und Sport. Riva Verlag, München, 2014
Tasja Walther, Johanna Piglas: Faszien-Yoga. Dehnen, entspannen, vitalisieren: Mit Yin- und Power-Yoga. Trias Verlag, Stuttgart, 2016.
Lilla Wuttich: Faszien gezielt ins Yoga integrieren. Eigenverlag, 2020.

Tipp: **Robert Schleip** ist der Experte auf dem Gebiet der Faszienforschung. Auf seiner Website finden sich zahlreiche Infos zu aktuellen Studien, Vorträgen et cetera: www.somatics.de

Über die Autorinnen

Über die Autorinnen

Nicole Reese,
Autorin und Yogalehrerin. Mitunter ist sie auch als Yoga-Illustrations-Model aktiv. Sie zeigt dir, wie du entspannt in die Positionen gleitest und deinem wilden Gedanken- und Gefühlszirkus gelassen gegenübertreten kannst.

Mirja Winkelmann,
Mitautorin, Designerin und Illustratorin, hat auch schon viel geturnt. Sie findet für jedes Thema nicht nur die coolsten und verrücktesten Bilderwelten, sondern dazu auch die lustigsten Headlines. Hier versucht sie, ihren Zeichenstift in die richtige Balance zu bekommen.

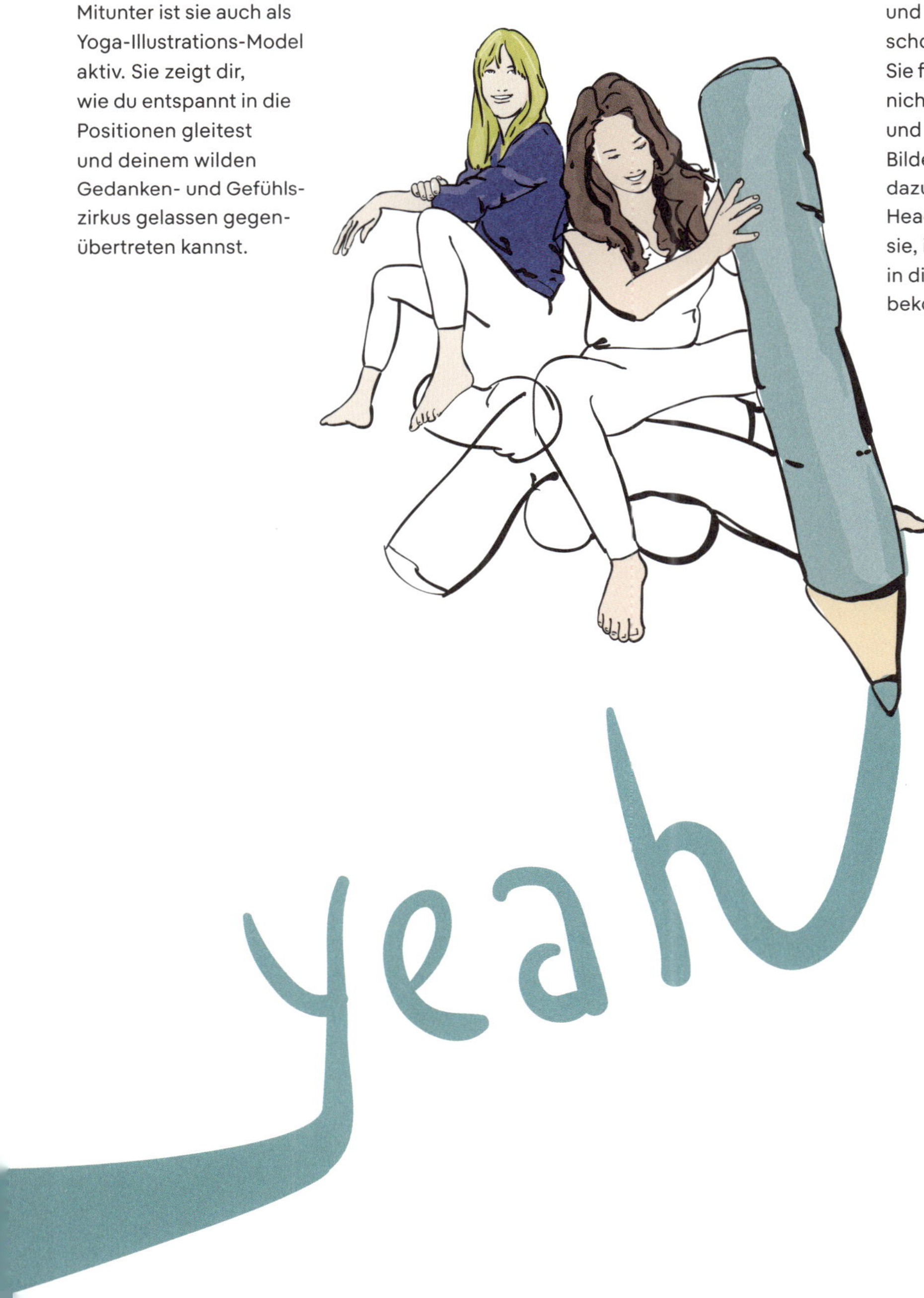

Danksagung

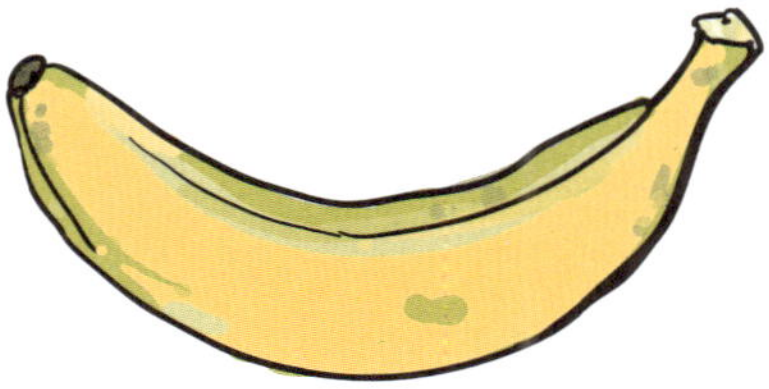

Dank an
Mutter Erde,
Mama und Papa und das
Universum!

Noch nicht genug?

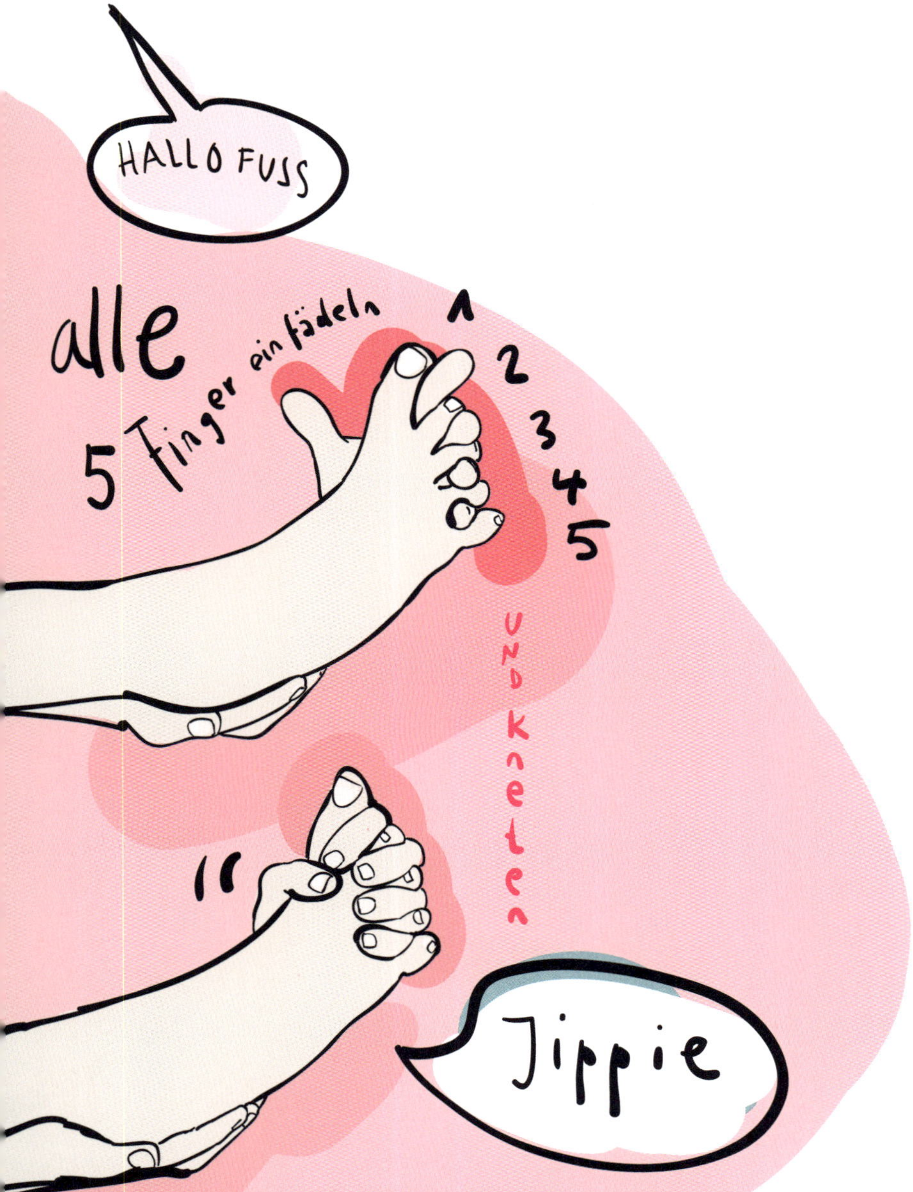

Die Fuß-Selbstmassage
Füßeln mal anders

Kurbelt die Durchblutung an, was vor allem bei kalten Füßen guttut. So oder so entspannt eine Fußmassage im DIY-Stil enorm, baut Stress ab und erdet. Nimm im Sitzen einfach einen Fuß in eine Hand und massiere mit der anderen die Fußsohle nach Belieben. Knete sie richtig durch. Vergiss die Zehen dabei nicht.

Tipp Direkt mittig unterm Ballen liegt der Akupressurpunkt Niere 1, die »sprudelnde Quelle«. Dieser hilft dir, deine Energie wieder aufzuladen.

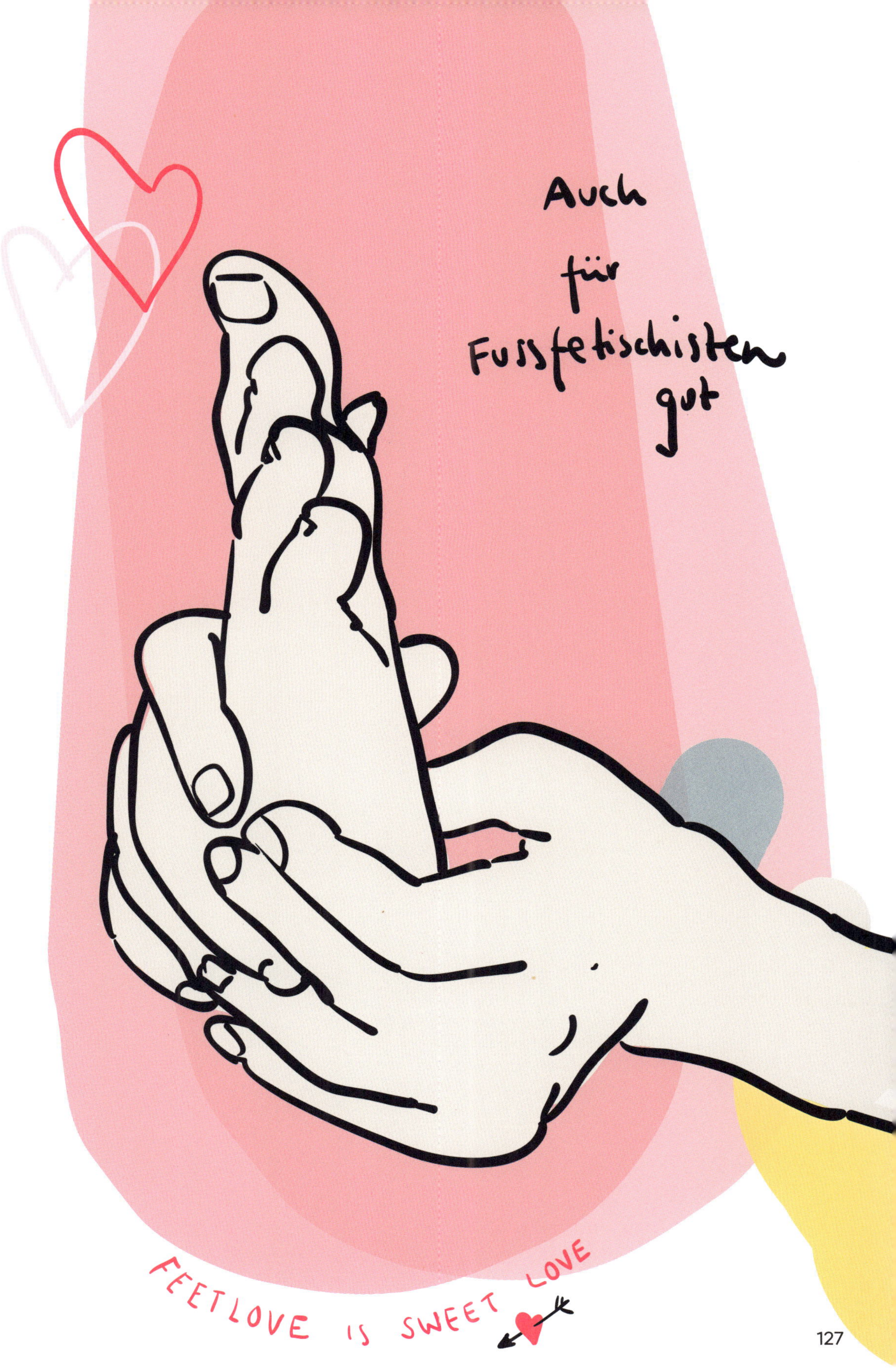
Auch
für
Fussfetischisten
gut
FEETLOVE IS SWEET LOVE

Bibliografische Information der Deutschen Nationalbibliothek
Die Deutsche Nationalbibliothek verzeichnet diese Publikation in der Deutschen Nationalbibliografie.
Detaillierte bibliografische Daten sind im Internet über http://dnb.de abrufbar.

Für Fragen und Anregungen
info@m-vg.de

Wichtige Hinweise
Dieses Buch ist für Lernzwecke gedacht. Es stellt keinen Ersatz für eine individuelle medizinische Beratung dar und sollte auch nicht als solcher benutzt werden. Wenn Sie medizinischen Rat einholen wollen, konsultieren Sie bitte einen qualifizierten Arzt. Der Verlag und die Autorinnen haften für keine nachteiligen Auswirkungen, die in einem direkten oder indirekten Zusammenhang mit den Informationen stehen, die in diesem Buch enthalten sind.
Ausschließlich zum Zweck der besseren Lesbarkeit wurde auf eine genderspezifische Schreibweise sowie eine Mehrfachbezeichnung verzichtet. Alle personenbezogenen Bezeichnungen sind somit geschlechtsneutral zu verstehen.

Originalausgabe
3. Auflage 2025

Türkenstraße 89
80799 München
Tel.: 089 651285-0

Redaktion: Susanne Schneider
Umschlaggestaltung: Mirja Winkelmann
Konzeption Layout und Umsetzung, sowie Illustrationen: Mirja Winkelmann
Yoga-Illustrations-Model: Nicole Reese
Satz: Mirja Winkelmann
Druck: Druck: Florjancic Tisk d.o.o., Slowenien
Printed in the EU

Wir produzieren nachhaltig
www.m-vg.de

ISBN Print 978-3-7423-2237-1
ISBN E-Book (EPUB, Mobi) 978-3-7453-2015-2

Weitere Informationen zum Verlag finden Sie unter
www.rivaverlag.de
Beachten Sie auch unsere weiteren Verlage unter www.m-vg.de